战胜风湿骨病丛书

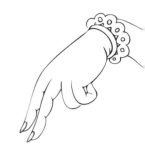

战胜系统性红斑狼疮

主 编　付玉娟　应达时

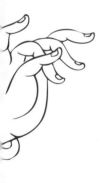

U0304689

中国科学技术出版社

北 京

图书在版编目（CIP）数据

战胜系统性红斑狼疮 / 付玉娟，应达时主编． — 北京：中国科学技术出版社，2018.8（2024.6 重印）

（战胜风湿骨病丛书 / 吴英萍主编）

ISBN 978-7-5046-8085-3

Ⅰ．①战… Ⅱ．①付… ②应… Ⅲ．①红斑狼疮－中医治疗法－问题解答 Ⅳ．① R259.932.4-44

中国版本图书馆 CIP 数据核字（2018）第 157067 号

策划编辑	焦健姿　王久红
责任编辑	黄维佳
装帧设计	华图文轩
责任校对	龚利霞
责任印制	徐　飞

出　　版	中国科学技术出版社
发　　行	中国科学技术出版社有限公司销售中心
地　　址	北京市海淀区中关村南大街 16 号
邮　　编	100081
发行电话	010-62173865
传　　真	010-62173081
网　　址	http：//www.cspbooks.com.cn

开　　本	720mm×1000mm　1/16
字　　数	111 千字
印　　张	9.75
版　　次	2018 年 8 月第 1 版
印　　次	2024 年 6 月第 3 次印刷
印　　刷	河北环京美印刷有限公司
书　　号	ISBN 978-7-5046-8085-3/ R・2263
定　　价	45.00 元

丛书编委会名单

总 主 审 陈珞珈　王中男

总 主 编 吴英萍

副总主编 张昊旻　吴九如　张丽莉

编　　委 徐忠良　孙　立　马晓依　冷　威
　　　　　　应达时　毕　岩　付玉娟　张昕烨
　　　　　　孟祥月　王若男　王　姝　崔　妍
　　　　　　史宇航　国宝龙　刘迎辉

分册编著者名单

主　编 付玉娟　应达时

副主编 唐易辰　吴新萍

编　者 钱　华　李　慧　于秀明　隋景旺
　　　　　田　野

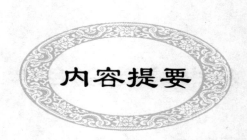

内容提要

　　本书是一本有关系统性红斑狼疮的科普图书，以吴英萍教授从医 40 多年的临床经验为出发点，从初识系统性红斑狼疮、系统性红斑狼疮治疗、系统性红斑狼疮的调养与康复等角度展开，采用一问一答的形式，生动、形象地论述了什么是系统性红斑狼疮、如何治疗及生活中如何调摄等相关问题。本书资料翔实，观点新颖，语言简洁、通俗易懂，重点突出实用，理论与临床兼顾，可以帮助患者及其亲属深入地了解本病，可以解除系统性红斑狼疮患者的困惑，指导其客观、正确认识本病，并配合临床医生治疗，树立战胜疾病的信心，可供系统性红斑狼疮患者、患者家属，以及对本病感兴趣的读者阅读。

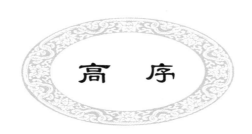

高　序

　　吴英萍教授倾心编著的"战胜风湿骨病"丛书即将付梓，
她希望我为此书作序。此事如果是在两年前，我会毫不犹豫地
欣然命笔。而如今，考虑我与她的关系，就有些迟疑不定。她说：
"这套丛书的出版是为了更好地传播预防治疗风湿病的知识和
技能，帮助数以万计的风湿病患者解除痛苦，是将我几十年呕
心沥血研究的独特疗法奉献给社会，你担心什么？"听到这些，
我再也难以推却，只好"举贤不避亲"了。

　　"战胜风湿骨病"丛书是吴英萍教授集40余年医学研究和
临床实践成果的结晶，是"英平风湿骨病治疗体系"理论和方
法的具体诠释和解释，是一套融中国传统医药学与西方现代医
药学于一体的风湿病大众医学科普读物。丛书从上百种风湿病
中选取了8种常见、多发、患者众、危害大的风湿骨病症，由
浅入深、通俗易懂地详细阐释了风湿病的病因病理和预防、诊
断、治疗、康复全过程的理论知识和实践经验，既为风湿骨病
医学工作者提供了一部难得的教材和工具书，也为广大风湿骨
病患者的医疗康复提供了有益的指南。

　　风湿病，在我国古来有之，春秋战国时期的中医药典籍《黄
帝内经》中将其称为"痹证"，是一种既常见又难治的疾病，
被世界医学界称为"活着的癌症"。如果不能及时有效治疗，

不仅会导致患者骨骼变形、关节扭曲、肢体瘫痪，还会累及多个脏器和免疫功能的丧失，给患者带来巨大的生理、心理痛苦和经济负担。据世界卫生组织统计，全球因患风湿病而致残的患者每年有近 4000 万人。我国现有风湿病患者达 2000 万人以上，其中 80% 的患者治疗效果不佳，尤其在广大农村地区，风湿骨病成为因病致贫、因病返贫的重要因素之一。

为攻克这一世界医学难题，帮助风湿骨病患者摆脱病痛的折磨，从 20 世纪 70 年代末开始，学习西方现代医学的大学毕业生吴英萍，在军队领导的鼓励和支持下，转而刻苦钻研中医药经典，遍访各地名医大师，巧借千家方、妙用本草经，历经 10 余年夜以继日的科学攻关，成功研究出有效治疗风湿骨病的"英平系列中成药"，获得军队科技进步奖，并在此基础上创立了一整套行之有效的"英平风湿骨病治疗体系"。30 多年来，这套治疗体系为 100 多万名风湿骨病患者提供了良好的医疗服务，有效率达 98%，治愈率近 60%。

"英平风湿骨病治疗体系"的独到之处在于既追求治疗的有效性，又探寻风湿骨病的病因和病理，以实现"既治已病，又治未病"的功效。"英平风湿骨病治疗体系"认为，人的脏腑功能失调、免疫能力下降，是导致风湿病发生的内因；而作息不周、风寒湿邪侵入，则是风湿病发作的外因。内因为本，外因为末，舍本求末则百病难除。因此，应对风湿骨病的治本之道是调节脏腑功能、重建机体平衡和增强免疫能力。根据这一理念，吴英萍教授从 100 多味纯中药中成功研制出 10 余种国家专利保护的中成药，形成有效治疗风湿骨病的"核心技术"。

传统医药学和现代医药学是我国医药学的"一体两翼"，共同承担着维护人民健康的重任。中医药和西医药各有所长，又各有所短。实现中西医药的有机融合，扬长避短，取长补短，是我国医药学发展的最大优势。"英萍风湿骨病治疗体系"的可贵之处就在于探索出一条将中西医融为一体的路子，在风湿病的预防、诊断、治疗、康复等各个环节，将药物疗法、经络疗法、物理疗法、营养疗法、功能训练等各种中西医治疗手段科学组合，综合运用，从而收到标本兼治的良好效果。

2016年8月，党中央、国务院召开了具有重要历史意义的全国卫生与健康大会。习近平总书记提出了"大卫生、大健康"的理念，要求将人民健康置于优先发展的战略地位，并确定了"预防为主，中西医并重"的卫生工作方针。希望"战胜风湿骨病"丛书在健康中国建设和传播防治风湿骨病知识、技能方面能够发挥更大的作用，也希望"英平风湿骨病治疗体系"在理论研究和实践创新方面，不忘初心、戒骄戒躁，继续探索，不断完善，为提高人民健康水平做出新的更大贡献。

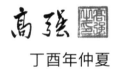

丁酉年仲夏

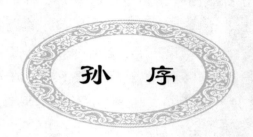

孙 序

　　民为邦本！"没有全民健康，就没有全面小康"，要实现中华民族伟大复兴的"中国梦"，就必须夯实"健康中国"这一关系全面小康的民生基础。因此，习近平总书记在全国卫生与健康大会上明确提出了我国新时期卫生工作方针："以基层为重点，以改革创新为动力，预防为主，中西医并重，将健康融入所有政策，人民共建共享。"由此可见，国家和人民对医药卫生工作提出了更大的需求和更高的要求，每一位医者的肩上都应有继承发展医学、服务大众的责任担当。

　　学无止境！医学，无论是中医学还是西医学，同样学无止境。要做到"术业有专攻"，就必须倾注毕生精力博学而深思。清代学者程国彭在《医学心悟》中说："思贵专一，不容浅尝者问津；学贵沉潜，不容浮躁者涉猎。"每一位医者的心中都应有潜心治学以促进实现医学"创造性转化、创新性发展"的责任担当。

　　风湿病，既是一种常见病、多发病，又是一种难治病。中医学认为，"风寒湿三气杂至，合而为痹"（《黄帝内经素问·痹论篇》），且按邪气所胜划分为：风气胜者为"行痹"，寒气胜者为"痛痹"，湿气胜者为"着痹"；按时令得病划分为：以冬遇此者为"骨痹"，以春遇此者为"筋痹"，以夏遇此者为"脉痹"，以至阴遇此者为"肌痹"，以秋遇此者为"皮痹"。西医学认为，风湿病大多是自身免疫性疾病，其病具有四大特点：隐（发病隐蔽）、慢（病情发展缓慢）、长（病程长）、传（大多有遗传倾向），是一组长期侵犯关节、骨骼、肌肉、血管和相关软组织或结缔组织为主的疾病，诊断及治疗均有相当难度。每一位主攻风湿病的医者在临床中都应有深入研究、总结提高的责任担当。

吾徒吴英萍出身军人，先后学习西医学、中医学，从事风湿病中西医结合临床近40年。响应习主席"切实把中医药这一祖先留给我们的宝贵财富继承好、发展好、利用好"的号召，遵循新时期卫生工作方针，认知"人命至重，贵于千金"，虔诚学习"大医精诚"之精神，牢记"术贵专精"之师训，潜心治学、勇于实践，研制成功国家级新药4项、中成药30余种，获得国家专利25项，著述160余万字，创立了中西医并重之"英平风湿骨病治疗体系"，荣获军队科技进步奖及吉林省"创新创业人才"、全国"巾帼建功标兵"、"三八红旗手"、五一劳动奖章等荣誉称号。近年来，数历寒暑、数易其稿，以大量临床病例为基础，精心编写了"战胜风湿骨病"丛书。

抚卷通览，"战胜风湿骨病"丛书阐述全面、病例典型，中西医并重且相互补充，方法实用可行，行文简洁明了，易于普及推广，既能惠及广大群众，又可供同仁参考。

观其志，可赞；观其行，可嘉；观其书，可读。

是为之序。

孙光荣

丁酉年仲夏

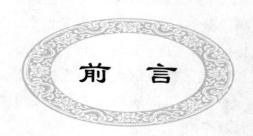

前　言

　　系统性红斑狼疮是一种慢性系统性自身免疫性炎症疾病，多见于女性。病因尚不明确，有大量证据提示为多因素起病，与遗传和环境因素密切相关。免疫调节异常是其发病的主要机制，并可累及多个组织、器官、系统，目前尚无法彻底治愈。本病对普通百姓造成了很大的身心及经济负担。目前，"西医为主、中医为辅"的治疗原则被越来越多的临床医生所认可，并取得了不错的临床治疗效果，随着诊断、治疗的现代化，患者的生存预期已显著改善。

　　本书共分为3章，第1章中结合SLE的西医治疗指南，系统介绍了基本知识、发病原因、临床表现以及辅助检查；第2章则重点介绍了SLE的中西医治疗情况；第3章则着重讲解了SLE的调养与康复。本书作为一本科普读物，旨在为病人答疑解惑，但是病人治疗方案的敲定，一定要在专科医生的指导下进行，切不可自行调整治疗方案。本书内容可能存在遗漏、缺点和错误之处，祈请读者批评指正。

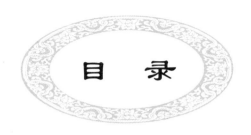

目 录

第 1 章　初识系统性红斑狼疮

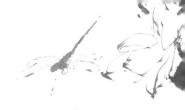

第2章 疾病的治疗

目录

3

第3章　系统性红斑狼疮的调养与康复

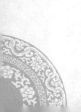

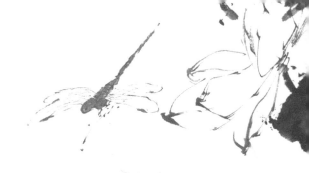

第1章 初识系统性红斑狼疮

第一讲 系统性红斑狼疮的基本知识

中医诊室

　　李大姐的女儿小云今年20岁了，1.68米的身高，白皙的脸颊，乌黑的长发散落在肩头，是人见人夸的标准美女，李大姐表面不说，但心里也是美滋滋的。不过，最近李大姐发现孩子的脸颊上长了很多痘痘，头发也比以前少了很多，显得稀疏了不少。孩子还跟李大姐说，手脚关节也有些疼，双手总是冰凉，遇到冷天，手指尖还有些发白，人也显得憔悴了许多。李大姐担心女儿以后不好找婆家，就劝女儿找个休息日去看看医生，治治脸上的"青春痘"。好在女儿很听妈妈的话，就和李大姐一起挂了专家号，找到了英萍医生。英萍医生详细询问了孩子的病情，小云的病不是常见的病，医学上叫系统性红斑狼疮，脸上的痘痘也不是常见的青春痘，那是"蝴蝶斑"。如果想要确诊，还需要进行一些理化检查。李大姐和小云听了医生的话，都懵了，她们从来都没听说过这病，但英萍医生告诉她们，这病虽然少见，但如果明确诊断了，并采取积极治疗，小云上述的不适症状还是会有所好转的。

其实，生活中，像李大姐女儿这样的例子并不多见，但这个病，对于人体的影响却是无处不在的。那么，到底什么是系统性红斑狼疮呢？小云又为何会"招惹"上这么一种疾病呢？这个病会对小云造成哪些危害呢？应该做什么检查才能知道自己是否患此病了呢？

下面，我们将针对上面的问题逐一介绍系统性红斑狼疮的基础知识。

1. 什么是系统性红斑狼疮？

李大姐：大夫，我女儿得的到底是什么病啊？

英萍医生：大姐，根据您和您女儿所说的这些情况，我怀疑您女儿得了系统性红斑狼疮。

系统性红斑狼疮（简称SLE）是一种多系统、多器官受累的自身免疫性的，慢性全身性炎症性结缔组织病，多见于青年育龄女性，患者临床表现可以说是多种多样，有发热、红斑、皮疹、脱发、血管炎、关节炎、胸膜炎、心包炎、贫血、血小板减少，以及心、肾、肺、神经中枢的损害等。如果做免疫学方面的辅助检查，多数人血清中会出现多种自身抗体。目前医生们对SLE的发病原因知道的还很少，准确地说其发病原因尚不十分明确，但与遗传、性激素、环境等多种因素密切相关。

2. 什么是免疫？什么是自身免疫性疾病？

李大姐：大夫，你说的免疫是什么呀？什么又是自身免疫性疾病呢？

英萍医生：免疫，简单来讲就是一些学者所说的身体抵抗感染的能力，这种能力具有防御、监视、耐受、调节等作用。人体的免疫力就好比国防系统一样，它保卫着机体免于外来细菌、病毒等微生物的"进攻"。换言之，只有免疫力高的人，才不会轻易感染疾病。但人体免疫力发挥作用是有前提的，首先就是要识别出"异己"，但人体难免会"肉眼凡胎"，从而导致误判，将"自己人"误认为"坏人"，进而群起而攻之。前面所指的自身免疫性疾病是指机体对自身组织和细胞进行持续不断的免疫攻击，导致自身组织和细胞的损伤，即发生自身免疫性疾病。换句话说就是自己不认识自己，身体内部本来应该"和睦共处"，但却"自相残杀"起来了。

3. 自身免疫性疾病都包括哪些疾病呢？

李大姐：大夫，自身免疫性疾病又包括什么呀？

英萍医生：李大姐，这个自身免疫性疾病呢，主要包括两方面的病，即系统性自身免疫性疾病和器官特异性疾病。具体来讲，一方面就是以你女儿得的这类病为代表的一类病，统称为系统性自身免疫性疾病，主要有系统性红斑狼疮（SLE）、干燥综合征（SS）、系统性硬化症（SSc）、多发性肌炎或皮肌炎等；另一方面是器官特异性疾病，典型的代表有桥本甲状腺炎，突眼性甲状腺炎，胰岛素依赖型糖尿病。

4. 它跟艾滋病（AIDS）有什么关联？

李大姐：大夫，那这个病与艾滋病有关系吗？我听说那可是个可怕的绝症啊！

英萍医生：大姐，你不用紧张，我可以肯定地告诉你，这两个病一点儿关系都没有！人类免疫缺陷病毒（HIV）是 1983 年在美国首次被人类发现的，是一种能够感染人类免疫系统细胞的慢病毒，导致人体免疫系统失去抵抗力，从而导致各种疾病及癌症得以在人体内生存、发展，直到死亡。由该病毒引起的艾滋病是一种至今没有有效治疗方法的传染病。而 SLE 是一种全身系统受累的慢性自身免疫性疾病，与病毒没关系，也是不传染的。因此，它与 HIV 引起的艾滋病有本质上的区别。

5. 这个病是不治之症吗？

李大姐：大夫，那这个病是不治之症吗？

英萍医生：不是，但是不能积极有效地治疗的患者，其生存时间会缩短，死亡率还是很高的，感染、肾衰竭、中枢神经系统损伤是引起患者死亡的主要原因。近些年，经医生积极有效治疗后患者的生存时间得到了延长，死亡率明显下降，患者的生存质量也得到显著提高。

6. 它会影响寿命吗？

李大姐：大夫，那你说这个病会影响我女儿的寿命吗？

英萍医生：大姐，得了 SLE 会危及人体的重要脏器，因而会有生命之忧，影响寿命也是正常的。但是也不必太过担心，正确地去面对，调整好心态，才能积极配合医生进行有效的治疗。所以得了这个病，

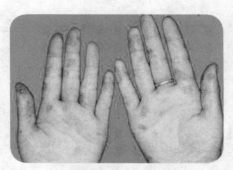

SLE 患者手部典型表现

必须要好好治，如果经过有效的治疗，你女儿的寿命是可以延长的，病死率也会明显下降，所以对于寿命的影响，关键还在于是否能够配合医生积极有效的系统的治疗了。

7. 它会传染给我的家人或朋友吗？

李大姐：大夫，这个病会传染给我的家人或朋友吗？

英萍医生：大姐，你这个问题提得很好，因为SLE多发生在年轻女性身上，很多患者及家属也都和你一样担心这个病会传染给自己的孩子或自己的家人。可以肯定地说，SLE不是传染病，当然不会传染给你的家人或朋友，因为SLE不符合传染病的特点，它不是通过病毒、细菌或寄生虫等感染的。它是自身免疫功能紊乱后，因多种因素产生多种大量的自身抗体，并与体内相应的自身抗原结合成免疫复合物，沉积在皮肤、关节、小血管、肾小球等部位，在补体的参与下，引起急慢性炎症及组织坏死或抗体直接与组织细胞抗原作用，引起细胞破坏，从而引起机体的多系统损害，所以也就不会传染。因此，我们要正确认识这个病，不要对患者避而远之，免得对患者造成二次伤害。

8. 得了这个病，我还可以结婚生孩子吗？

李大姐：大夫，我女儿得了这个病，还可以结婚生孩子吗？

英萍医生：当然可以了！得了这个SLE以后啊，除了一些重度病情活动外，一般是不会影响结婚生子的，我身边就有好几例这样的患者，现在有的孩子都好几岁了。但是由于SLE可能增加自然流产、早产、胎死宫内等危险，使怀孕失败的危险性大大增加，另外妊娠和分娩反过来也会导致 SLE 病情恶化。所以在疾病的活动期不建议生孩子，即使是在不活动期，也要经过专科医生评估后，在医生的正确指导下，包括正确

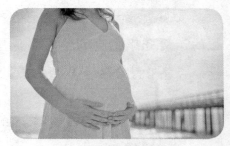

SLE 患者可以怀孕

的饮食、适当的用药、合理的检查及监测等才能考虑妊娠的。

9. 它会遗传吗?

李大姐：大夫，你说这个病会遗传吗? 我可不想让我女儿生出的孩子也得这个病呀!

英萍医生：大姐，据我对 SLE 所了解的情况可以肯定地告诉你，这个病不遗传。虽然说这个病不遗传，但目前一些学者的调查发现，这类病有一定的遗传倾向性。换句话说，得这类病的人的后代中患有此病的可能性要比正常人患此病的概率大。研究发现，SLE 患者近亲发病率 5%～12%，同卵孪生发病率则高达 23%～70%，而异卵孪生与同家族群相差不大，均说明遗传和本病的发生有很大的关系。但是临床上我们看到很多红斑狼疮患者所生的子女也都非常健康，并没有得红斑狼疮。所以不能说得了 SLE 这个病就一定遗传给下一代。

看 病 攻 略

什么情况下，我需要在当地医院治疗，什么情况下有必要前往大型三甲医院就诊？

现在随着国民经济水平的不断提高，很多人都过上了充裕的生活，大家的消费观念也与以往有了不小的变化。在满足基本生活物质条件基础上，人们也更愿意向更高的目标去努力，这一点，在当下的就医理念上亦是如此。众所周知，目前全国医院按照等级划分三级，每级再划分为甲、乙、丙三等，其中三级医院增设特等，因此医院共分三级十等。级别越高，自然意味着医疗水平越突出。那么，我们作为普通患者，是否有必要全部扎堆去那些三甲医院呢？答案显然是否定的。得益于基层医师进修机制以及医学理论知识的快捷共享，再加上重视人才引进，现在地方综合性医院的医疗水平已取得长足的进步，完全有能力为大众健康保驾护航。因此，我们提倡对于普通患者，先去地方综合医院就诊，如果你满足了以下几点，则建议前往上级医院进一步诊治：①地方医院难以确诊的疑难病历。②病人病情复杂，地方医院条件有限，难以提供进一步救治。③某些其他原因，你的经治医师建议你前往上级医院。

第二讲 SLE 的病因

1. 引起 SLE 发病的因素有哪些?

李大姐：大夫，引起 SLE 的发病因素都有哪些，您能告诉我吗？我也好让我女儿和家人都注意些。

英萍医生：大姐，据我了解，虽然各位学者也都一直在努力的研究这个问题，但目前引起 SLE 的病因尚不明确。不过，大家目前共识是 SLE 的诱发因素有很多，主要与遗传、雌激素水平、紫外线照射、服用某些药物（如抗结核类药）以及食物、感染、环境等多种因素有关。

2. 紫外线为什么可以导致本病的发生?

李大姐：大夫，紫外线为什么可以导致本病的发生？

英萍医生：李大姐，其实不止你一人有过这种提问，好多患者也都问过我这个问题。他们说，平时他们也就没事晒晒太阳，怎么就得SLE了，难道太阳光有毒？其实不然。晒太阳后，尤其是在阳光明媚的大太阳下晒过之后，也就是经过紫外线照射后，暴露部位的皮肤可出现红色斑丘疹或大疱性皮疹，同时伴灼热、痒痛感，有时可出现多形红斑、固定性荨麻疹和盘状红斑。日照时间越长、

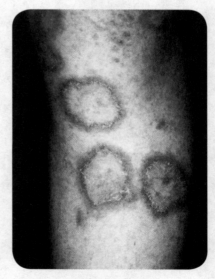

盘状红斑

距离越近、光线强度越强，则损伤程度也越重，反之也一样。研究认为，紫外线能使皮肤表皮细胞核中的 DNA 变性，改变其抗原性。正常人皮肤的天然 DNA 不具有免疫原性，经紫外线照射后发生二聚化，即 DNA 解聚的胸腺嘧啶二聚体，转变为较强的免疫原性分子。已证实 SLE 患者体内存在二聚化 DNA 修复缺陷。有报道称，紫外线先损伤皮肤细胞，使血清中的抗核因子得以进入细胞内，与细胞核发生作用，造成皮肤损害。研究发现，大约有 1/3 的 SLE 患者对阳光敏感。

3. 什么样的气候环境下更容易诱发本病？

李大姐：大夫，什么样的气候环境下更容易诱发本病？

英萍医生：从对于诱发 SLE 研究的结果中可以看出，环境因素是直接诱发其发作的重要因素之一，这里面包括化学方面因素和物理方面因素。化学方面，研究证明，游离氨和联氨是狼疮的刺激因素。联氨及其衍生物广泛存在于工农业中，它们是生产塑料、抗腐蚀剂、橡胶、除草剂、杀虫剂、照相器材、保存剂、纺织品、染料和医药等商品的中间产物；香烟、蘑菇和青霉菌中有自然形式的联氨类物质。此外，长期接触某些重金属，可以引起动物和人体的免疫系统紊乱，出现与狼疮肾炎类似的免疫复合物介导性肾脏疾病。物理方面，上面讲到的紫外线照射就是一个重要诱因，所以在艳阳高照的夏天里，阳光明媚的春天，万里无云的秋天，非常容易

强烈的紫外线照射是 SLE 诱因之一

诱发 SLE 的发病。

4. 抗原、抗体、补体、免疫复合物分别是什么东西？

李大姐：大夫，那你说的抗原、抗体、补体、免疫复合物分别是什么东西呀？

英萍医生：大姐，这四个名词都是在 SLE、自身免疫性疾病或者说在免疫学里面被提及最多的词语了。对于学免疫的学生来说，这四个词也都是必须理解和掌握的。下面我就给您也解释解释这四个词。

（1）抗原：是指能与淋巴细胞的抗原受体结合，诱导淋巴细胞增殖、分化、产生抗体或成为致敏淋巴细胞，并能与其结合，进而发挥免疫效应的物质。

（2）抗体：是一组能与抗原结合的球蛋白，且抗体都是免疫球蛋白。

（3）补体：是存在于血清、组织液和细胞膜表面的一组经活化后具有酶活性而无抗体活性的球蛋白。它是一种不耐热成分，可帮助特异性抗体介导溶菌作用。因这种成分是抗体发挥溶菌作用的必要补充条件，故被称为补体。

（4）免疫复合物：是血液循环中的可溶性抗原与相应的 IgG 或 IgM 抗体结合而形成的。正常状态下，免疫复合物的形成有利于机体通过单核 - 巨噬细胞吞噬将抗原异物清除，但在某些情况下，受到一些因素的影响，可溶性免疫复合物不能有效地被清除，可沉积于毛细血管基底膜，从而引起炎症反应和组织损伤。

5. 人体的免疫细胞在疾病的发生发展过程中扮演了什么样的角色？

李大姐：大夫，那你说的免疫细胞在我女儿这个病的整个过程中又扮演了什么样的角色呢？

英萍医生：大姐，你的问题越来越专业了。下面我就给你说说这个人体的免疫细胞。

人体的免疫细胞分为狭义的免疫细胞和广义的免疫细胞两方面。狭义的免疫细胞有参与固有免疫应答的细胞，如吞噬细胞、自然杀伤细胞（即 NK 细胞）、γδT 细胞等。参与适应性免疫应答的细胞有 B 淋巴细胞、T 淋巴细胞和抗原提呈细胞；广义的免疫细胞在狭义的免疫细胞基础上还包括中性粒细胞、嗜酸性粒细胞、嗜碱性粒细胞、肥大细胞、血小板和内皮细胞等。

人体的免疫细胞是通过产生免疫分子执行免疫应答的。如果由于某些原因导致免疫耐受破坏，对自身抗原产生了免疫应答，就有可能使含有相应自身抗原的细胞、组织或器官破坏，甚至影响到功能，导致自身免疫病的发生，这也就是 SLE 的发病机制。

6. 这些抗体是如何一步一步侵蚀人体的？

李大姐：大夫，那你说这些抗体有时好、有时坏，它们究竟是如何一步一步侵蚀人体的呢？

英萍医生：李大姐，你说得对，这些抗体的确有时好、有时坏。那我就继续说说它们究竟是如何一步一步侵蚀人体的。

自身抗体是指与机体正常组织成分或改变了的组织成分起反应的抗体。自身抗体的存在并不都提示有疾病，其能否致病，关键在于正常的免疫调节是否得以维持以及是否能够正常运转。正常人体内既可以产生一些自身抗体（如抗甲状腺球蛋白及DNA 抗体），也可以在细菌感染机体后，在细菌的脂多糖体的刺激下产生某些自身抗体。有了自身抗体并不可怕，如果在正常免疫调节下，这些自身抗体维持不久，最终就会消失而不致病。但正常的免疫调节一旦出现问题，这些自身抗体就会对机体的细胞进行免疫攻击或者与自身抗原结合形成免疫复合物，沉积于机体的皮肤、关节、肾脏等器官，引起如 SLE 等自身免疫性疾病的发生。

7. 为什么感染也会导致本病的发生呢？

李大姐：大夫，那为什么有些感染也会导致本病的发生呢？

英萍医生：细菌感染中的脂多糖体可刺激某些自身抗体的大量生成，这些抗体与体内相应的自身抗原结合形成免疫复合物，沉积在皮肤、关节、小血管、肾小球等部位，在补体的参与下，引起急、慢性炎症及组织坏死（如狼疮肾炎）或抗体直接与组织细胞抗原作用，引起细胞破坏，如红细胞、淋巴细胞及血小板膜的特异性抗原与相应的自身抗体结合，分别可引起溶血性贫血、淋巴细胞减少症和血小板减少症。

8. 为什么得病的大多数都是女的？

李大姐：大夫，为什么得这种病的大多数都是女的？

英萍医生：据统计，SLE 患者多见于青年育龄女性，男女之比为 1 ：（7 ～ 10）。为什么得这个病的多是女性呢？据专家研究发现，性激素与 SLE 发病之间的关系十分密切。有学者在对 SLE 动物模型试验中发现，雄鼠在新生期予以阉割后，其 SLE 发病率增高，与模型雌鼠的发病率相似。而给发病的小鼠使用雌激素后，可加重病情；相反，减少雌激素则可减少发病。在人类，无论是男性还是女性 SLE 患者，体内的雌酮羟基化产物皆增高，故雌激素类口服避孕药能诱发或加重 SLE，而黄体酮则不能，且妊娠也可诱发或加重本病。实验表明，通过调控体内的性激素水平，可使某些 SLE 动物模型或病人的病情得到缓解。由此可见，雌激素与本病的发生密切相关。大家也都知道，女性雌激素水平比男性高，所以该病的发病率也就随之增高，这就是为什么得病的大多数都是女性的主要原因。

9. 为什么亚洲人容易得病？

李大姐：大夫，为什么亚洲人容易得这个病呢？

英萍医生：大姐，亚洲人容易得这个病的问题，我是这样认为的：首先，据统计人类狼疮在有色人种的患病率要高于无色人种，即黑人和亚洲人的患病率都要高于白人。SLE 在近亲发病率为 5% ～ 12%，同卵孪生发病率则高达 23% ～ 70%，而异卵孪生与同家族群相差不大，均说明遗传在本病的发生过程中起到了非常重要的作用，也说明亚洲人容易得这个病与遗传有关系。另一方面，日光照射是诱发 SLE 的重要因素，据统计，光过敏在 SLE 的患者中所占比例也是接近 40% 了，也考虑是否有色人种对日光中紫外线的吸收要比白种人种吸收的多，发病率自然也是有色人种要比白种人种高得多。

10. 哪些药物可以诱发本病的发生呢？

李大姐：大夫，哪些药物可以诱发本病的发生呢？

英萍医生：从诱发光敏感角度考虑，诱发本病的相关药物主要分三类，包括已经明确的药物、可能有关的药物以及相关性还不清楚的药物。其中，已经明确的药物主要有氯丙嗪、肼屈嗪、异烟肼等；可能有关的药物主要有苯妥英钠、青霉胺、奎尼丁；相关性还不清楚的药物主要有金盐、各类抗生素以及灰黄霉素。

第三讲　SLE 的临床症状

中医诊室

　　听了英萍医生的解释，李大姐似乎懂了一些，她一会儿点点头，一会儿又摇摇头，似乎又想问点儿什么，又不知从何问起。英萍医生热情地对李大姐说："大姐，你也别急，我看得出你还有好些不明白的，你哪方面不明白你就问，我一定给你解答明白。"李大姐想了半天，才终于抬起头，对英萍医生说："大夫，我其实还想问问这个病的一些症状，这个病最初有哪些危害？我女儿脸上的斑还能掉吗？是永远都这样了吗？有时她发热，我又怎么判断是 SLE 来了，还是普通感冒来了，它们一样吗？"听了李大姐的问题，英萍医生继续耐心地从临床症状方面给李大姐讲解。

1. 这个病最开始有哪些危害？

李大姐：大夫，SLE 最开始有哪些危害？

英萍医生：虽然早期症状并不典型，但是如果你足够细心的话，仍然可以发现一些蛛丝马迹，从而不至于耽误就诊。

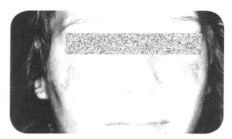

典型的"蝴蝶斑"

如果患者自己也能够及早发现自己身体的不适，并尽早就医，这对 SLE 的诊治也是非常重要的。SLE 是侵犯全身各脏器的疾病，所以早期临床表现也多种多样，各不相同。按照以往经验，最初患者来就诊时常常是因为身体有乏力感、体重下降、出现高热或低热，也有高热和低热交替出现的。这里的高热多为稽留热，长期发热者多呈现不规则型。这是身体的全身症状，也有因出现局部表现而就诊的患者，如有人因为长时间暴露在强烈的太阳光下而出现的皮肤损害，也有因面颊部出现红斑的，有的小片状水肿性红色斑块，或深或淡，后逐渐增多扩大至鼻梁等处。还有的人是因为出现全身关节痛、食欲不振、恶心、呕吐、腹泻等症状而前来就诊的。

专业术语解读——稽留热

体温持续于 39 ～ 40℃以上，达数日或数周，24 小时波动范围不超过 1℃称为稽留热。

2. 随着疾病的发展还会出现什么症状?

李大姐:大夫,我女儿这病还会继续往下发展吗?那还会出现哪些症状啊?

英萍医生:大姐,这个病它是一个持续进展的病,如果你女儿治疗不及时的话,那么她的其他身体症状还会陆续出现的。

(1)骨关节、肌肉方面:起病初期部分患者常表现为轻度的、游走性的、对称性的大关节、小关节疼痛或肿胀,肌肉也表现轻中度的肌痛、无力和压痛。随着病情的发展,表现骨质疏松和骨坏死,易发生骨折,活动困难等。

(2)心血管系统损伤:在心脏病变中,心包炎是最常出现的,当然还有心肌炎或心内膜病变等。其中心包炎多发生在SLE的活动期。临床常表现为胸痛、心动过速、心包积液等。

(3)呼吸系统损害:狼疮肺炎是肺部的非感染性浸润性病变,急性狼疮肺炎常起病急、预后差,但较少见;慢性狼疮肺炎常发生于病程较长的SLE患者,是一种慢性肺间质浸润性病变。在SLE中,胸膜炎是最常见的呼吸系统损伤,随着病情的进展,胸闷、胸痛加重,甚至会引起呼吸困难。

(4)肾脏损伤的表现:SLE的病程中,肾脏的损伤较为常见,主要是肾小球病变,也有少数以肾间质及肾小管病变为主的,这种肾损害被人们称之为狼疮肾炎,从不同程度的水肿到高血压、蛋白尿、血尿、肾功能损害等。

(5)神经系统病变:SLE中的神经系统病变常被称为狼疮脑病,因病情发展,患者的中枢神经系统受累,表现为神经精神症状,如癫痫、幻视、妄想等行为异常。

（6）消化系统可表现为食欲减退、腹痛、呕吐、腹泻或腹水等，其中部分患者上述消化道症状为首发症状。

（7）血液系统：活动性SLE中血红蛋白下降/白细胞和（或）血小板减少很常见，部分患者可有无痛性轻或中度淋巴结肿大，少数患者有脾大。

在疾病发展过程中，绝大多数患者往往上述多个系统症状会同时存在，而每个系统症状都是对于死亡的严重威胁。因此，大家切莫大意，一定要尽早合理规范治疗。

3. SLE 造成的损伤可逆吗？

李大姐：大夫，你说这个病对我女儿造成的损伤还能不能好了？

英萍医生：一般症状都是可逆的，没有你想的那样可怕。像脱掉的头发可重新生长出来；脸部的皮疹也可以消失，皮肤重新恢复从前的光滑；一些关节痛也会消失；大部分肾脏疾病可以改变，如检查尿常规中的尿蛋白从三、四个加号减少到一、两个加号，有的甚至尿蛋白彻底消失，尿里的红细胞也叫尿潜血，也会随着病情的好转而减少。但如果你不积极系统治疗的话，这个病一旦累及中枢神经系统、循环系统、肺间质以及肌酐已经大幅度升高等，那么将是不可逆的。因此，希望你们母女俩一定不要掉以轻心，要防患于未然。

4. 出现哪些症状时要引起高度警惕了？

李大姐：大夫，那我女儿出现哪些症状时要引起我们的高度警惕了？

英萍医生：大姐，对于得了SLE的患者来说，出现一些症状时，说明病情活动了，或者病情又向严重的方面发展了，所以也是患者需要高度警惕的时候。

（1）脱发：无论是瘢痕型脱发、"狼疮发"还是最常见的弥漫性脱发，都是SLE普遍且有特征性的临床表现，这里的脱发有时不仅仅指头发，还可发生于眉毛、睫毛及体毛。

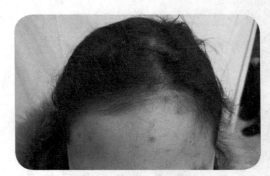

脱发

（2）关节病变：以近端指间关节、膝关节、腕关节最易受累，常有对称性、游走性的特点，可有压痛及晨僵，一般关节也不变形。如果这些关节病变加重，也应引起我们的注意。

（3）血小板减少：血小板减少也是SLE病情活动的一种表现。

（4）如果患者出现癫痫、精神症状、横贯性脊髓炎、脑卒中、短暂性脑缺血发作和无菌性脑膜炎等狼疮脑病的症状，常预示病变活动、病情危重，预后不良，应该引起我们高度警惕。但如及时有效的治疗，症状可以缓解。

5. SLE的"红斑"有哪些特点？

李大姐：大夫，你刚才说了那么多，我都听懂了，但是我还想问一下这个病的"红斑"有什么特点呢？

英萍医生：SLE的"红斑"常表现为这个病的首发症状，有颊部红斑、盘状红斑、亚急性皮肤型红斑等多种表现，其中

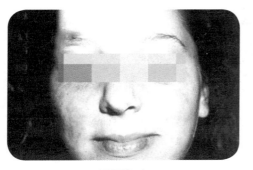

颜面红斑

最典型的红斑主要是因为有些人经过阳光直射，或者说日晒后出现面颊部水肿，随着病情的进展，红斑可扩展至鼻背部，形成蝴蝶状红斑，也称为蝶形红斑。这个红斑随着病情的好转而好转，痊愈后在原来的红斑处会留有色素沉着，但不会留下瘢痕，这个红斑还有个典型特点就是可反复发作。

6. 雷诺现象又是怎么一回事呢？

李大姐：大夫，你说的雷诺现象是啥现象，究竟是怎么一回事呢？

英萍医生：大姐，你提到的这个雷诺现象在SLE中很常见，这个现象主要是指在寒冷、患者出现情绪变化或吸烟等诱发因素下，患者的手指或脚趾小动脉收缩，导致组织缺氧，引起甲床、手指或脚趾苍白，出现疼痛，进而因组织缺血，导致上述部位变紫，继之逐渐变红。并且发作时间也长短不等，如果持续时间过长可发生肢体末梢发黑溃烂，医学名词称为坏疽。

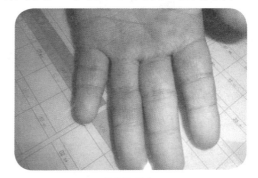

雷诺现象

7. 狼疮脑病具体是什么意思？

李大姐：大夫，那狼疮脑病又是什么意思？

英萍医生：李大姐，你不用太担心，你女儿的病暂时还发展不到这一步，但既然你问了，我就和你说说。狼疮脑病即 SLE 患者合并中枢神经系统的损害时，会引起多种神经及精神症状，以癫痫最常见，还可以出现脑血管病、幻听、妄想等。

8. SLE 引起的发热有什么特点？

李大姐：大夫，SLE 引起的发热有什么特点，跟普通感冒发热一样吗？

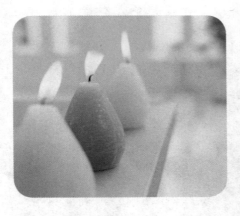

英萍医生：大姐，你这个问题可问到点子上了，约 80% 的 SLE 的患者在病程中有发热，其原因以狼疮活动和继发感染最多见，但两者在临床上有时难以鉴别，且狼疮活动与感染在处理原则上又完全相反，因此鉴别发热性质至关重要。SLE 引起的发热的特点，主要是不明原因引起的稽留热性高热或持续性低热，也有低热和高热交替出现的。它跟普通感冒发热不一样，普通的感冒发热往往是由于细菌、病毒或支原体、衣原体等引起的感染性发热，体温常常迅速上升，短期内出现高热，用药后体温也常常快速的下降。所以两者有本质的区别。

9. 它对我骨头有哪些影响？

李大姐：大夫，我听说有的人患病后因为影响到骨头都出现残疾了，我女儿的骨头也会受到影响吗？也会出现残疾吗？

英萍医生：大姐，早期 SLE 患者易出现非侵蚀性关节炎，常常累及 2 个或 2 个以上的周围关节，主要表现为关节的触痛、肿胀或渗液。晚期 SLE 常出现急性关节痛，伴有骨坏死，一般出现在 SLE 被确诊的 4 年以后，最易受累的关节为髋关节，也是你看到有的人患病后出现残疾的表现，这也被学者认为是 SLE 中引起残疾的主要原因。

10. 医生口中的狼疮活动期具体指什么？

李大姐：大夫，你们医生常说的狼疮活动期具体指的什么啊？

英萍医生：这些指标有很多，如新发现皮疹、活动性精神神经病变、蛋白尿出现或增加、红细胞沉降率增快等。还有就是低蛋白血症、高球蛋白血症、抗 dsDNA 抗体升高、补体 C3、C4、CH50 水平下降也与病情活动相关。其中抗 dsDNA 抗体及补体水平是判断 SLE 病情活动的主要实验室指标。医生也主要依据这些来判断是否是活动期。

11. 狼疮活动期有什么现实意义吗？

李大姐：大夫，狼疮活动期对我女儿的疾病的好转有什么现实意义吗？

英萍医生：由于 SLE 仍属于不可治愈性疾病，如果治疗不及时，药物不对症，疾病始终处于一个活动期，那么这个病对

身体的各种损伤就会越来越大，如心、肝、肾、大脑等，直到危及生命。所以，控制 SLE 的活动期，早进行系统治疗，可以明显减少死亡，改善预后。

12. 它对我身体影响最严重的部位是哪里？

李大姐：大夫，这个病对我女儿身体影响最严重的部位是哪里呢？

英萍医生：由于 SLE 是全身性的损害，皮肤、黏膜、关节、神经等均可受到不同程度的累及，最严重的部位是中枢神经系统和肾脏，可以导致肾衰竭、继发感染等，进而导致死亡。

13. 它为什么容易侵犯肾脏？

李大姐：大夫，为什么这个病容易侵犯肾脏呢？

英萍医生：SLE 常合并肾脏损害，主要为肾小球病变。目前认为是自身抗体与体内相应的抗原结合形成免疫复合物，沉积在肾脏后激活体内的补体，释放炎症介质，从而引起肾脏损害。

14. 狼疮肾都有哪几种类型？

李大姐：大夫，狼疮肾都有哪些类型啊？

英萍医生：狼疮性肾炎是系统性红斑狼疮引起的常见临床表现之一。临床上，狼疮性肾炎可以分为六种类型，下面我们就具体看看这个问题。

大约 1/4 的红斑狼疮病人在发病时就有肾损害。病人开始时发现尿泡沫增多，眼睑浮肿，尿蛋白阳性或显微镜检查发现有红细胞、管型尿等。未及时诊断和未合理治疗的SLE病人由于免疫复合物在肾小球基底膜沉积，几乎在发病4～5年后都会发生肾损害。晚期狼疮肾病出现肾功能下降、血尿素氮增高、肌酐增高、内生肌酐清除率下降。

狼疮性肾炎的以下六种分型。

（1）Ⅰ型：正常或微小病变。

（2）Ⅱ型（系膜增殖型）：肾小球的系膜细胞增殖，系膜增厚，临床上有少量蛋白尿和显微镜下血尿，此型预后好。

（3）Ⅲ型（局灶增殖型）：肾小球受累不超过50%。肾小球血管内皮细胞呈节段性增殖和局灶坏死，有少量或中等量尿蛋白，血尿少见，激素治疗反应好，较少发生肾衰竭。

（4）Ⅳ型（弥漫增殖型）：肾小球受累超过50%。肾小球基底膜不规则增殖，广泛坏死，可有重度蛋白尿、管型尿及高血压，预后差。

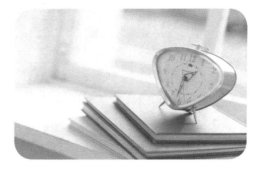

（5）Ⅴ型（膜型）：可有系膜、基底膜增厚，但无细胞的增殖和坏死。常有大量尿蛋白、浮肿、高血压和胆固醇增高、血白蛋白减少，激素治疗时好时坏，预后变化大，最终发展为肾衰竭。

（6）Ⅵ型（硬化型）：肾小球硬化、肾衰竭，治疗效果差，预后差。

15. 狼疮肾在穿刺活检中，有什么样的形态？

李大姐：大夫，狼疮肾在穿刺活检中，都有什么样的形态啊？

英萍医生：大姐，这个问题问得相当有水平，实际上，您问出了狼疮肾炎的病理分类了。具体可参考表 1-1。

表 1-1　国际肾脏学会 / 肾脏病理学会（ISN / RPS）2003 年 LN 分型

分型	疾病名称	病理改变
Ⅰ型	微小病变性 LN	光镜正常，但免疫荧光和电镜可见系膜区免疫复合物沉积
Ⅱ型	系膜增生性 LN	光镜下单纯的系膜区细胞或基质增生，伴系膜区免疫复合物沉积；免疫荧光或电镜可有少量上皮下或内皮下沉积，但光镜下上述区域无异常发现
Ⅲ型	局灶性 LN	活动性或非常性之局灶性，节段性或球性血管内皮或血管外肾小球肾炎（＜50% 的肾小球受累），通常伴有局灶性内皮下免疫复合物沉积，伴或不伴系膜改变
	Ⅲ（A）	活动性病变：局灶增生性 LN
	Ⅲ（A/C）	活动性 + 慢性病变：局灶增生性 + 硬化性 LN
	Ⅲ（C）	慢性非活动性病变伴肾小球瘢痕：局灶硬化性 LN
Ⅳ型	弥漫性 LN	活动性或非活动性之局灶性，节段性或球性血管内皮或血管外肾小球肾炎（＞50% 的小球受累），通常伴有弥漫性内皮下免疫复合物沉积，伴有不伴系膜改变。其中弥漫节段性 LN（Ⅳ-S）是指有≥50% 的小球存在节段性病变，节段性是指＜1/2 的小球血管襻受累，弥漫性球性 LN（Ⅳ-G）是指≥50% 的小球存在球性病变，包括弥漫的"金属圈"而无或少有小球增生改变者
	Ⅳ-S（A）	活动性病变：弥漫性节段性增生性 LN
	Ⅳ-G（A）	活动性病变：弥漫性增生性 LN
	Ⅳ-S（A/C）	活动性 + 慢性病变：弥漫性节段性增生性 + 硬化性 LN

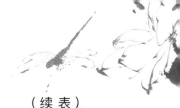

分型	疾病名称	病理改变
	Ⅳ-G（A/C）	活动性＋慢性病变：弥漫性增生性＋硬化性 LN
	Ⅳ-S（C）	慢性非活动性病变伴肾小球瘢痕：弥漫性节段性硬化性 LN
	Ⅳ-G（C）	慢性非活动性病变伴肾小球瘢痕：弥漫性硬化性 LN
Ⅴ型	膜性 LN	球性或节段性上皮下免疫复合物沉积的滤光镜及免疫荧光或电镜表现，伴或不伴系膜改变。Ⅴ型 LN 可合并于Ⅲ或Ⅳ型 LN，应予分别诊断；Ⅴ型 LN 可有严重的硬化表现
Ⅵ型	晚期的硬化性 LN	≥90%的小球表现为球性硬化，且不伴残余的活动性病变

注：应列出小管萎缩、间质炎症和纤维化的程度（轻、中、重），及动脉硬化或其他血管病变的程度

第四讲　确诊需要做哪些检查

1. 要做哪些检查才能确诊？

李大姐：大夫，要做哪些检查才能确诊？

英萍医生：虽然诊断一个疾病主要依靠患者的临床症状，但必要的检查还是得做的，这也是判断这个病的必要条件。

要想确诊 SLE，需要做常规的血液学检查和体液学检查，当然这里还要根据病情查心电图、心脏彩超、胸透、X 线等，重点还要查免疫学指标。为了能够早期确诊，对于不明原因的发热、乏力、脱发、体重下降、贫血、光过敏、关节痛、关节炎、肾病、胸膜炎、反复流产、癫痫、精神症状，需要进一步做免疫学指标：抗核抗体、抗双链 DNA、抗 Sm 抗体等，这样可以早期诊断。

2. 抗核抗体、抗双链 DNA、抗 Sm 抗体在诊治 SLE 中有什么意义？

李大姐：大夫，抗核抗体、抗双链 DNA、抗 Sm 抗体在诊治 SLE 中有什么意义？

英萍医生：在诊治 SLE 中实验室检查指标也是不可或缺的。

（1）抗核抗体（ANA）的敏感性高达 97%～100%，而其特异性仅有 10%～40%，因此可用于 SLE 的筛查；

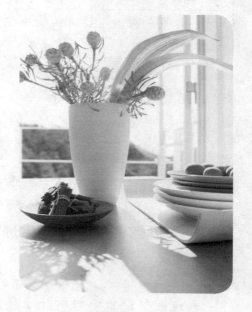

（2）抗双链 DNA 抗体对诊断 SLE 有较高的特异性，且与 SLE 的活动性，尤其是狼疮肾炎的活动性密切相关；

（3）抗 Sm 抗体为 SLE 的标记性抗体，仅见于 SLE 患者，但其阳性率低（约 25%），与 SLE 活动性无明显关系，病情控制后仍为阳性，即抗 Sm 抗体阳性者一般为 SLE，但抗 Sm 抗体阴性者，并不能排除 SLE。

3. 补体 C3、C4 有什么临床意义？

李大姐：大夫，补体 C3、C4 有什么临床意义？

英萍医生：有许多指标的变化能提示狼疮活动，其中血补体总溶血能力 CH50、C3、C4 低于正常值低限，可间接反映循环免疫复合物含量增加，其水平降低的程度与病情活动相关。因此，补体 C3、C4 水平是判断 SLE 病情活动的主要实验室指标之一。

4. 肌酐、血沉等指标在狼疮性肾炎里代表了什么？

李大姐：大夫，肌酐、血沉正常范围是多少？在狼疮性肾炎里代表了什么？还有其他什么指标可以判定狼疮的活动性吗？

英萍医生：肾脏是人体重要的排泄器官，在各种致病因子的作用下，肾小球滤过膜和肾小管发生结构和功能的损伤，使尿液中蛋白质浓度升高，形成蛋白尿。目前，早期肾小球损伤（尿转铁蛋白 / 尿肌酐）＜ 0.11 毫克 / 毫摩尔；早期肾小球损伤（尿微量白蛋白 / 尿肌酐）＜ 2.5 毫克 / 毫摩尔；早期肾小管损伤（尿氨基葡萄糖苷酶 / 尿肌酐）＜ 1.3 毫克 / 毫摩尔。以上三者如联合检测，在 SLE 患者中阳性率可达到 80%，此三者是在诊断肾功能早期损伤方面的灵敏指标。在 SLE 病情活动期，即狼疮性肾炎里，肌酐指标是降低的，而血细胞沉降率（简称为血沉）的指标是增快的，即大于 25 毫米 / 小时。另外还有很多指标可以判定狼疮的活动性，其中最特异的指标是抗 Sm 抗体、抗双链 DNA 抗体效价升高，CH50、C3 水平下降，此外还有补体的分解物 C3a 及可溶性白介素 2 受体水平。总之，判定狼疮的活动性需要动态观察指标变化，从而才能正确判断患者 SLE 的活动度。

5. 肾穿刺的前一天，我该做哪些准备？

李大姐：大夫，如果做肾穿刺，需要做哪些准备呢？

英萍医生：首先，应该在心理上相信我们的医生，不要怕，肾穿刺是很小的一个手术；其次，术前口服或肌注维生素 K；最后，就是练习憋气，因为在做肾穿刺时需要短暂的憋气；最后，练习卧床排尿，因为肾穿刺后需要卧床 24 小时，虽然这个时间说长不长，说短不短，但是患者如果不事先练习卧床排尿，到时候就要遭罪了。

6. 什么情况下需要进一步做肾穿刺？

李大姐：大夫，为什么要做肾穿刺，什么情况下需要进一步做肾穿刺？

英萍医生：因为对于 SLE 合并狼疮肾炎的患者，肾穿刺可明确肾脏损害的病理类型，对于指导临床治疗及判断预后有非常积极的意义，因此，有条件者都应该做肾脏病理学检查。

7. 不同的抗体检查，它们有什么意义？

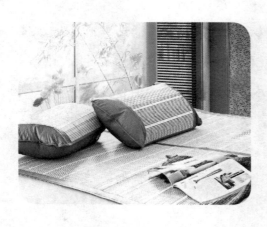

李大姐：大夫，不同的抗体检查，它们有什么意义？

英萍医生：这个就得系统的讲一讲了。SLE 的实验室检查中有各种不同的抗体检查，它们之间的意义是不同的。

（1）抗核抗体：这个是利用免疫荧光方法检查的，其敏感性可高达90%以上，然而其对于SLE的特异性却仅有10%～40%。因为其特异性低，所以可用于SLE的筛查，或者是自身免疫性疾病的筛查。

（2）抗双链DNA抗体：这个抗体检查有多种方法，如免疫荧光法、胶体金法，其在SLE中的阳性率非常高，尤其是在SLE的活动期可达75%。因其对诊断SLE有较高的特异性，且与SLE的活动性，特别是与狼疮肾炎的活动性密切相关，被认为是SLE的特异性抗体，虽然在少数其他结缔组织病也可呈阳性，但效价较低。

（3）抗Sm抗体：抗Sm抗体被学者们认为是SLE的标记性抗体，因其仅见于SLE患者，但其阳性率偏低，只有25%左右，与SLE病情的活动性无明显关系，且病情控制后仍为阳性。换句话说，抗Sm抗体阳性者一般都是SLE，但抗Sm抗体阴性者，并不能排除SLE。

（4）抗SSA抗体、抗SSB抗体：这里我们特别提出的是抗SSB抗体是诊断干燥综合征的高度特异性的抗体，是干燥综合征的血清特异性抗体，且抗SSA抗体、抗SSB抗体常常结伴出现，在SLE中抗SSA抗体和抗SSB抗体的阳性率分别为30%左右和15%左右。在SLE的患者中抗SSA抗体和抗SSB抗体阳性的患者临床上常与光过敏、皮损、血管炎、紫癜、淋巴结肿大和白细胞减少等临床症状相关。

（5）抗rRNP抗体：抗rRNP抗体在SLE中的阳性率为20%左右，多数出现在SLE的活动期，多与SLE的精神症状有关。

（6）抗组蛋白抗体：抗组蛋白抗体可在多种结缔组织病中出现，并无特异性，55%左右的SLE的患者抗组蛋白抗体阳性，活动期患者阳性率更高，另外药物诱发的SLE抗组蛋白抗体可高达95%以上。

诊 断 攻 略

这个病到底该怎么诊断呢？

系统性红斑狼疮目前诊断起来比较复杂，因为它的诊断不像高血压、糖尿病那样仅仅依靠血压、血糖就可以较为容易的诊断，它的诊断目前普遍采用美国风湿病学会1997年推荐的SLE分类标准（见下表）。该分类标准的11项中，符合4项或4项以上者，在除外感染、肿瘤和其他结缔组织病后，可诊断为SLE。其敏感性和特异性分别为95%和85%。需强调的是，患者病情的初始或许不具备分类标准中的4条，随着病情的进展方出现其他项目的表现。11条分类标准中，免疫学异常和高滴度抗核抗体更具有诊断意义。一旦患者免疫学异常，即使临床诊断不够条件，也应密切随访，以便尽早作出诊断和及时治疗。

（1）颊部红斑：固定红斑，扁平或高起，在两颧突出部位。

（2）盘状红斑：片状高起于皮肤的红斑，黏附有角质脱屑和毛囊栓；陈旧病变可发生收缩性瘢痕。

（3）光过敏：对日光有明显的反应，引起皮疹。从病史中得知或医生观察到。

（4）口腔溃疡：经医生观察到的口腔或鼻咽部溃疡，

一般为无痛性。

（5）关节炎：非侵蚀性关节炎，累及2个或更多的外周关节，有压痛、肿胀或积液。

（6）浆膜炎：胸膜炎或心包炎。

（7）肾脏病变：尿蛋白定量（24h）＞0.5g或+++，或管型（红细胞、血红蛋白、颗粒或混合管型）。

（8）神经病变：癫痫发作或精神病，除外药物或已知的代谢紊乱。

（9）血液学病变：溶血性贫血，或白细胞减少，或淋巴细胞减少，或血小板减少。

（10）免疫学异常：抗dsDNA抗体阳性，或抗Sm抗体阳性，或抗磷脂抗体阳性（包括抗心磷脂抗体、狼疮抗凝物，至少持续6个月的梅毒血清试验假阳性三者中具备一项阳性）。

（11）抗核抗体：在任何时候和未用药物诱发药物性狼疮的情况下，抗核抗体滴度异常。

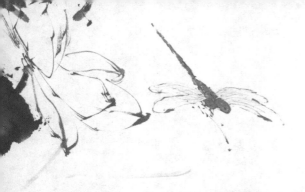

第2章 疾病的治疗

中医诊室

  李大姐及其女儿小云在英萍医生耐心的解答下，终于知道自己最近到底为什么频繁掉头发、脸上长斑，那都是因为自己得了一种自身免疫性疾病——SLE。这不，李大姐带着女儿携带着最新的化验检查再次前来就诊，并神色凝重而又略显紧张地询问英萍医生："大夫，我的女儿还能不能治好呢？治疗需要多久呢？"英萍医生接过李大姐手里的化验单，其化验单提示：抗核抗体+，抗Sm抗体+，抗dsDNA抗体+；尿常规：蛋白质+，隐血+；肝功、肾功未见明显异常。英萍医生随后语重心长地嘱咐李大姐："结合你女儿症状以及当前的化验检查，你女儿已经是SLE无疑。"

  SLE因为对人体的影响范围很广，损伤往往又不可逆，而且每个人表现各不相同，因此疾病治疗起来必须"个体化"，经过合理规范的治疗后，绝大多数人病情都可以缓解的，但本病治疗过程中存在很多注意事项，接下来，英萍医生会逐一讲解。

第一讲　疾病的西医治疗

1. 目前 SLE 有哪些治疗手段?

李大姐:我已经大致清楚我女儿到底得的是什么疾病了,我可不希望女儿继续痛苦下去了,请问有何好的治疗方法吗?

英萍医生:我非常理解你作为母亲的焦急心情,但任何疾病的治疗,并不是一蹴而就的,它都有个循序渐进的过程。首先,你的女儿要调整好心态。因为病人的心理状态可影响患者的神经内分泌系统和免疫调节机制,而良好的心理状态可提高患者对疾病的抵抗能力。良好的心理状态可使 SLE 患者更好地理解情绪与疾病之间的关系,从而促使其有意识地控制自己的心理及生理状态,使其紊乱状态得以改善,有利于提高治疗效果。当然,摆正好心态,仅仅是治疗的第一步,还需要避免劳累、避孕、避免服用磺胺类药物、避免日光及紫外线照射、避免感染等。做到了以上几点,接下来的治疗任务,就交给医生了。常用的治疗药物大概有这么几种:非甾体抗炎药(NSAIDs)、抗疟药、糖皮质激素、免疫抑制药、性激素、免疫球蛋白冲击治疗、生物制剂等,每种药物各有特色。你女儿的用药最好在风湿科医生那里寻求帮助,因为其个体化差异的原因,最佳的用药方案也不尽相同。药物的选择要根据患者的体重、严重程度、初发复发、药物疗效及对药物的毒副作用等因素而定。除了传统药物治疗手段以外,近年来也涌现出更先进的治疗手段,比如基因治疗、造血干细胞移植、血液净化治疗、血液灌流术、全身淋巴结放射治疗、低能量氦 - 氖激光血管内照射治疗等。由于这些是新的治疗手段，其疗效如何、后续风险等问题还有待临床工作中进一步完善、总结，此外，经济因素也制约了这些新兴治疗手段的开展。

2. 非甾体抗炎药为什么可以治疗本病？

李大姐：非甾体抗炎药对我女儿的疾病有什么作用，是不是吃了它疾病就好了？

英萍医生：非甾体抗炎药（NSAIDs）具有抗炎、抗风湿、止痛和退热、抗凝血作用。这类药可减轻你女儿炎症表现，但治疗作用有限。药物吸收入血后即可发挥抗炎的作用，具有解热、缓解关节和肌肉疼痛的作用，一旦停药炎症很快加重，它们无法阻止原发病的进展。非甾体抗炎药是轻度狼疮的首选药物。阿司匹林作为一种抗血小板聚集药，也用于抗磷脂综合征的治疗。虽然临床上非甾体抗炎药已广泛用于治疗红斑狼疮，但实际上没有一种非甾体抗炎药被美国食品与药物管理局（FDA）批准用于治疗红斑狼疮，主要是因为应用该药引起红斑狼疮患者发生药物副作用的概率较高，某些特殊病例（如狼疮肾炎氮质血症期）应禁用非甾体抗炎药。

3. 非甾体抗炎药有哪些不良反应？

李大姐：医生，能不能跟我详细地说一说，这个药都有哪些不良反应呢？还有，我有点害怕这个药了，担心吃了它，病没治好，反而把身体吃坏了。

英萍医生：这类药物主要有如下副作用。

（1）对胃肠道的不良反应：由于非甾体抗炎药（NSAIDs）

抑制了环氧化酶的合成，从而抑制了前列腺素（PGs）的合成及发挥其保护胃黏膜的作用，故在 NSAIDs 发挥作用的同时，对胃肠道也造成了损伤，其主要表现为恶心、呕吐、食欲减退、消化不良、腹痛、腹泻、胃及十二指肠溃疡及上消化道出血。因此，在用药期间，建议患者服用药物应在餐后服用，或与食物同时服用。禁食辛辣与酒水，定期复查便常规。如出现便血，立即停药，可自行恢复。

（2）对肾脏的不良反应：由于非甾体抗炎药（NSAIDs）抑制了肾脏前列腺素的合成，从而导致肾功能异常。非甾体抗炎药（NSAIDs）影响肾脏损害的主要表现：①水肿、水钠潴留。②高血压。③肾病综合征，并发间质性肾炎。④肾功能不全。⑤低钠血症。⑥急性间质性肾炎，可发展为肾衰竭。⑦肾乳头坏死。非甾体抗炎药（NSAIDs）引起的肾功能损害者，应立即停药，少数严重者可导致死亡。故建议患者服药期间定期复查肾功能，如有肌酐清除率下降，应在风湿科医生的建议下及时停药。

（3）对心血管的不良反应：非甾体抗炎药（NSAIDs）可引起心血管不良事件的发生，如心肌梗死、不稳定型心绞痛、心脏血栓、猝死、充血性心力衰竭（CHF）、高血压（HP）、冠心病等。

（4）对肝脏的不良反应：非甾体抗炎药（NSAIDs）导致肝功能异常具有潜伏期长、发生率低的特点，且多为暂时性的，停药后可恢复，但长期、大剂量应用可加重其对肝脏的

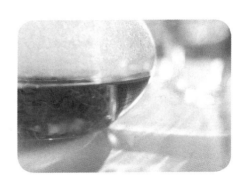

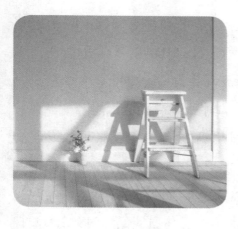

危害。故建议患者服药期间定期复查肝功，如有异常，应在风湿科医生指导下停药。

（5）对中枢神经系统的不良反应：非甾体抗炎药（NSAIDs）常见中枢神经症状有嗜睡、神情恍惚、头痛、头晕、耳鸣和视力减退等。

（6）其他不良反应：头晕、头痛、耳鸣、视神经炎、哮喘、皮肤损害等。如有异常，应立即停药。

上述几方面基本上是本类药物所有的不良反应，是药三分毒，虽然不良反应众多，但其发生概率还是很低的，如果大夫给你们开了这类药，那么大夫一定是权衡利弊后才建议你们服用的。因此，你女儿千万不要擅自停药，免得病情反复不愈。

4. 平常所见的药物中，哪些药物属于非甾体抗炎药？

李大姐：非甾体抗炎药是一类什么样的药物，它都包括哪些具体药物呢？

英萍医生：非甾体抗炎药（NSAIDs）根据其 COX-1/COX-2 理论分为 COX-1 抑制药、COX-2 抑制药。COX-1 抑制药的不良反应主要累及消化道、肾脏等，如阿司匹林、吡罗昔康；COX-2 抑制药的不良反应主要累及心血管，但消化道不良反应较小，如萘丁美酮、美洛昔康、尼美舒利、塞来昔布。此外，布洛芬、双氯芬酸、吲哚美辛对 COX-1、COX-2 均有抑制作用。

建议患者选择 COX-2 抑制药时要慎重，需评估患者的心血管危险因素，在风湿科医生的指导下安全服用。

5. 抗疟药物是不是比较安全呢？

李大姐：有的人服用抗疟药物来治疗这种疾病，服用这类药物，我需要注意哪些方面？

英萍医生：现临床常用的药物为氯喹及羟氯喹，使用该药时，我们要按剂量服用，避免其不良反应的发生，视网膜受损是其常见的不良反应，表现为可逆的视野改变或眼底检测时相应的视觉缺失，甚则出现色素脱失区。建议患者服药期间定期做眼科检查，发现病变，立即停药，一般可恢复。其他系统的不良反应如下。

（1）消化道症状：较常见，可出现食欲不振，恶心，呕吐、腹泻等。

（2）皮肤黏膜反应：表现白发、脱发、瘙痒、皮疹。

（3）神经系统反应：眩晕、头痛、耳聋及精神症状，常为可逆性。

（4）心脏毒性：心肌病。

（5）血液系统：再生障碍性贫血、粒细胞缺乏。

如患者病情需要长期服用抗疟药，建议患者了解其药物的不良反应，如身体有相关不适症状，立即停药，寻求专业医师的帮助。

6. 糖皮质激素有哪些呢？

李大姐：我听说，基本上所有的患者都在吃激素，那么激素的种类多么，各有何不同呢？

英萍医生：激素类药物主要包括可的松、氢化可的松、泼尼松、泼尼松龙、甲基泼尼松龙、曲安西龙、地塞米松、倍他米松。

根据糖皮质激素的半衰期，可分为短效、中效、长效糖皮质激素。

可的松、氢化可的松为短效糖皮质激素，作用时间为 8 ～ 12 小时；泼尼松、泼尼松龙、甲基泼尼松龙、曲安西龙为中效糖皮质激素，作用时间为 12 ～ 36 小时；地塞米松、倍他米松为长效糖皮质激素，作用时间为 36 ～ 54 小时。

7. 激素到底怎么服用最合理？

李大姐：大夫，激素是吃的还是需要打针注射呢？怎么用才能避免激素的不良反应呢？

英萍医生：糖皮质激素治疗狼疮患者，用法用量无统一的标准，个体化差异较大，为寻求最佳的治疗方案，建议患者积极寻求风湿科医生的帮助。糖皮质激素治疗狼疮患者的基本原则：

（1）轻型 SLE 患者可选用小剂量治疗或不用激素治疗；中度活动 SLE 患者，剂量为每公斤体重每天 0.5 ～ 1 毫克；重度活动 SLE 患者，剂量为每公斤体重每天 ≥ 1 毫克，病情严重者可冲击治疗。减停激素过程需根据患者症状、实验室检查等因素，酌情减停，建议患者在风湿科医生的指导下完成。

（2）病情严重者可冲击治疗，首选甲泼尼龙，剂量为 0.5 ～ 1 克 / 天，连续 3 天为 1 个疗程，一般静脉给药，后根据患者病情决定是否继续。在冲击后可改用等效泼尼松，剂量为每公斤体

重每天 0.5 ～ 1 毫克。

（3）在控制病情稳定后开始减量，每用药 1 ～ 2 周后，将减少应用激素总量的 5% ～ 10%，减至每公斤体重每天 0.5 毫克后再根据患者病情酌情减量，以最小剂量稳定病情。

8. 激素有哪些副作用？

李大姐：好多人都说，吃激素不好，具体都怎么"不好"了？

英萍医生：激素就像一把双刃剑，疗效显著，但其不良反应也是不可忽视的，激素可引起机体物质代谢紊乱，免疫防御系统的破坏，主要体现在以下几方面。

（1）医源性库欣综合征，如满月脸、向心性肥胖、皮肤松弛、骨质疏松及其代谢综合征、高血压、继发性糖尿病、多血质、乏力、局部皮肤萎缩变薄、毛细血管扩张、色素沉着等。

（2）诱发或加重感染，如细菌、病毒和真菌感染，大剂量应用激素时应尤其注意。

（3）诱发或加剧溃疡，甚至造成消化道大出血或穿孔。

（4）精神异常：如焦躁、兴奋或抑郁、失眠、性格改变，严重时可诱发精神失常、精神分裂、自杀倾向。

（5）无菌性骨坏死，主要累及股骨头。

（6）抑制生长发育，激素有对抗生长作用，小儿慎用。

9. 吃激素后，出现骨质疏松该怎么办？

李大姐：大夫，吃激素后如果将来出现骨质疏松有什么好的解决办法吗？

英萍医生：骨质疏松是应用糖皮质激素后出现较为普遍的

副作用。绝经后妇女及 50 岁以上男性为发病的高危人群。对于需长时间服用激素的患者，在能够控制病情的情况下，建议应用最小剂量，定期复查骨密度测定，尽早预防及药物联合治疗。患者应积极改善生活方式，如戒烟酒、控制盐的摄入、调节营养结构、适当运动等。开始决定使用糖皮质激素时就应积极补充钙和维生素 D，建议积极从食物或药物中摄取钙，摄入量控制在 1200 ～ 1500 毫克 / 天。对于已经明确诊断骨质疏松的患者应积极药物联合治疗。

（1）钙、维生素 D、活性维生素 D 及其类似物：单用钙剂不能对糖皮质激素导致的骨量流失起到保护作用。钙的补充为 1200 ～ 1500 毫克 / 天。钙剂的补充宜少量多次服用，饭后半小时或晚上睡前服用较餐前更好，但应注意食物对钙吸收的影响。维生素 D 补充剂量为 800 ～ 1200 单位 / 天。活性维生素 D 及其类似物主要包括骨化三醇胶丸（如罗盖全、盖三淳等），应用剂量为 0.25 ～ 0.5 微克 / 天或 α- 骨化醇，应用剂量为 0.5 ～ 1.0 微克 / 天。

（2）双膦酸盐：双膦酸盐类药物具有加速破骨细胞凋亡，抑制骨吸收细胞因子活性的作用。从而降低骨吸收速度。双膦酸盐制剂主要包括阿仑膦酸钠（福善美）、依替膦酸钠（邦特林）、利塞膦酸钠、伊班膦酸钠和唑来膦酸钠（密固达）。

（3）降钙素：降钙素可以抑制破骨细胞，促进骨生成。不推荐在激素应用之初使用。临床常用鲑鱼降钙

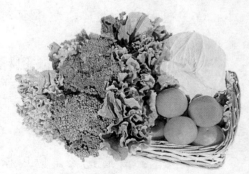

素，剂量为每次 50 单位，皮下或肌内注射，每周 2～7 次；鼻喷剂剂量为每次 200 单位，每日 1 次。鳗鱼降钙素（益盖宁）剂量为每周 20 单位，肌内注射。

（4）性激素：激素可以用来预防糖皮质激素导致的骨疾病。常用药为雷洛昔芬，剂量为 60 毫克，每日 1 次，口服。

（5）甲状旁腺素：小剂量应用甲状旁腺素对骨形成、骨吸收均有促进作用。

（6）锶盐：锶盐为人工合成剂，可抑制骨吸收、促进骨形成。临床常用雷奈酸锶，剂量为 2 克，每日 1 次，睡前服，最好是进食后 2 小时服，不可与钙及食物同时服。

（7）维生素 K_2：维生素 K_2 可提高血液中骨钙素水平，减慢骨密度下降速度。临床常使用四烯甲萘醌胶囊（固力康），剂量为每次 1 片（15 毫克），每日 3 次，饭后服用。

10. 应用激素治疗的狼疮患者易出现股骨头坏死的原因是什么？

李大姐：大夫，为什么好多患者服用激素后，都出现了股骨头坏死，我可不想女儿将来坐轮椅？

英萍医生：激素作为治疗狼疮患者的常用药，能够很好地控制病情，但其不良反应也较广泛，近些年人们越来越关注大剂量应用激素引起狼疮患者股骨头坏死的原因。

（1）激素可引起骨质疏松、骨破坏、骨的抗压力下降，最终致骨头坏死。以双侧股骨头最为常见。

（2）激素可引起脂肪代谢紊乱，造成高脂血症，游离脂肪酸升高等，形成脂肪栓，堆积在骨髓腔内，致骨组织缺血而坏死。

（3）长期使用激素，形成高黏滞状态，血液流速缓慢，更易使脂肪栓子沉积，从而形成脂肪栓塞，闭塞血管，使骨内压升高，从而使骨细胞缺血坏死。

SLE疾病本身就容易导致股骨头坏死，而服用激素同样可以诱发股骨头坏死，因此，临床中并不好区分股骨头坏死到底是吃药导致的，还是疾病本身没控制住而引起的。但不能因为激素可以导致股骨头坏死而拒绝服用，激素对于狼疮的治疗绝对是利大于弊的，如狼疮患者出现肢体、关节疼痛或不适症状时，要积极排查骨坏死，可行 MRI 检查，以便早发现，早治疗，降低其发生率。

11. 吃激素后腿上出现斑马纹了该怎么办？

李大姐：大夫如果吃激素后胖了很多，并且皮肤出现很多像妊娠纹一样的裂痕，请问怎么办？

英萍医生：通常患者应用激素后，出现妊娠纹状的物体，多为患者内分泌失调，致过度肥胖，撕断弹性纤维，常出现在大腿内侧、腰部、腹部等，刚开始可出现条索状淡红色纹皮损，稍隆起，后可变成白色萎缩纹。一般患者无症状，不需要治疗，对健康无影响，建议患者适量运动，控制饮食，保持体重，避免肥胖，大多数患者在停药后可自行消退。此外，建议少摄取柠檬。

12. 吃激素后出现消化道出血怎么办？

李大姐：当出现消化道出血、甚至消化道穿孔该怎么办，我该如何尽早发现这些隐患呢？

英萍医生：消化道出血是服用激素后的不良反应之一，虽然发生概率较低，但危险程度并不低，不过好在消化道出血有很多治疗措施，具体如下。

（1）药物治疗：①抑酸药物，如质子泵抑制药（兰索拉唑、奥美拉唑等）、H_2受体拮抗药（雷尼替丁、西咪替丁和法莫替丁等）、生长抑素类（奥曲肽，此药品价格昂贵，不常用）。②止血药，如酶类（主要是凝血酶和巴曲酶）、血管扩张药及血管收缩药等。

（2）消化道出血、甚至消化道穿孔的常规护理：①体位要求，绝对卧床休息，保持床铺干净。侧卧或平卧，定时翻身。②预防感染，做好皮肤、口腔、肛周等护理。③饮食要求，严重呕血或出血时禁食，急性期过后可以给予流质食物，后逐渐正常饮食。禁食生冷、辛辣刺激性食物，定时定量，少食多餐。④给予适当的心理指导，通过交流和沟通宽慰患者情绪，增强患者的安全感。

经常使用抗风湿性疾病药物的患者，如非甾体抗炎药（NSAIDs）、缓解病情抗风湿药（DMARDs）及糖皮质激素类药物等，比较容易出现消化道出血，甚至穿孔，建议患者慎用此类药物，尤其是老年人或有胃肠道疾病的患者，必要时可同时服用抑酸药和（或）胃黏膜保护药进行预防。

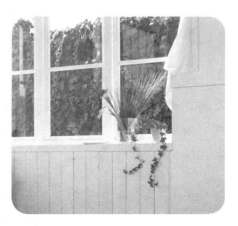

13. 吃激素后出现感染了怎么办?

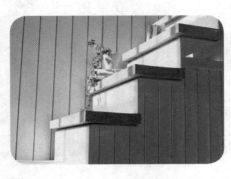

李大姐：大夫，我吃激素后经常感冒发热，怎么办？

英萍医生：糖皮质激素的使用容易引发呼吸系统、皮肤黏膜、泌尿系统、消化系统及中枢神经系统的感染。并发感染中常见的病原菌为细菌感染、病毒感染、真菌、原虫、寄生虫等，常见的症状为咳嗽、咳痰、发热、膀胱刺激征、头痛、体温升高等。如病情控制不佳，可出现菌血症、败血症、多脏器功能衰竭。

如患者已明确感染，在积极治疗原发病的基础上，加强营养支持，调整糖皮质激素和免疫抑制药的用量，并抗感染治疗。在未检查出病原体时，应给予广谱抗生素或经验性用药。根据患者病情需要，适时调整糖皮质激素剂量，更有利于控制感染；针对慢性结核、肝炎感染，应减少糖皮质激素用量，但不可停用；此过程必须在专科医生的指导下完成，不可自行调整。

14. 如何才能将激素不良反应风险降到最低?

李大姐：大夫，既然激素有那么多的副作用，而我又非吃不可，请问有何办法减少不良反应的发生呢？

英萍医生：临床上糖皮质激素治疗风湿免疫性疾病已很常见，但人们越来越重视应用大剂量糖皮质激素所引起的不良反应，我们建议患者早期采取措施，防治并重，保证治疗效果。

（1）心理防护：患者和家属讲解激素的作用及副作用，给

予患者心理上的建设，树立患者战胜疾病的信心。

（2）合理用药：建议患者在专业医生的指导下起始足量，合理减停，以减少激素的不良反应，达到最佳治疗效果。

（3）消化系统不良反应：服用激素时要同时给予抑酸护胃药，以减少对胃黏膜的刺激。

（4）心血管系统不良反应：常规检查血压、血脂、电解质等数值变化，并给予对症治疗。建议患者清淡饮食、低盐低脂饮食。

（5）继发性感染：及时发现感染灶，给予对症治疗。

（6）皮质醇增多症：临床上多见于库欣综合征、高血糖、低血钾等，建议患者低盐、高蛋白饮食、低糖、补钾等，必要时寻求专业医生，给予降压药、降糖药等。

（7）骨质疏松症、骨坏死、骨折：定期复查骨密度，尽早补充钙剂、维生素 D_3 等。

（8）神经精神症状：尽可能为患者创造舒适的休息环境，缓解其紧张情绪。也可在专业医生的指导下，给予安神类药物。

（9）停药反应和反跳现象：这个情况比较复杂，当患者临床症状消失，化验检查稳定，去除复发因素（如感染、疲劳、怀孕等）的情况下，我们建议患者在专业医生的指导下减停激素。在减、停激素的过程中，骤减骤停激素易出现反跳现象。我们要尽量避免出现反跳现象，其会加重患者的病情，从而直接影响整个治疗过程。减、停激素不宜过快，宜有条件、有步骤的缓慢进行，可以适当加入中药干预，以达到更好的效果。具体做法是：在专业医生的指导下自身病情稳定的情况下，可减激素用量，每次不超过总量的1/4递减为宜，减、停后病情反复，必须停止减停激素。在减、停激素过程中，可能出现感染或反跳现象的不适反应，也应立即就医，及时对症处置。

15. 什么是激素撤药综合征?

李大姐:大夫，我听有的患者说，激素减量过程中，出现了病情加重，这可怎么办呢?

英萍医生:你所说的现象应该是激素撤药综合征，经过长期使用糖皮质激素的患者，体内的药物浓度要高于正常值，突然停药和快速减量会导致原发病的复发或严重的应激反应，故应逐渐减量或停药。激素撤药综合征的出现既与应用糖皮质激素的诸多因素相关，如其药物的种类、剂量、时间、方法等;也与患者本身的诸多因素相关，如撤药时对疼痛的耐受性、既往有无成瘾的药物、是否愿意减停药物、患者本身的抵抗力等;同时还与疾病的诸多因素相关，如病种、疾病的并发症、疾病的严重程度等;撤药综合征的出现与患者对激素的依赖性有很大的关系，当我们建议患者减停激素时，患者常会出现心理上的依赖，如乏力、情绪异常等，亦可能出现生理上的依赖，如恶心、厌食、关节痛等。

临床上，为避免出现激素撤药综合征，建议患者应用隔日减药法。首先将长效糖皮质激素改为中效或短效，随后在此基础上进行隔日减药法，即单日减药，双日不减药，至药物全部减停，此过程宜在专业医生的指导下完成，以防止原发病的复发。

16. 免疫抑制药都包括哪些药物呢?

李大姐:大夫，免疫抑制药又是一类什么样的药物呢?

英萍医生：免疫抑制药是一类可抑制机体异常免疫反应的药物，可通过影响机体免疫应答反应和免疫病理反应而抑制机体的免疫功能。分类如下。

（1）选择性免疫抑制药：①选择性 T 细胞抑制药，如环孢素、他克莫司。②细胞因子及其拮抗药，如白介素 -6、白介素 -1 受体拮抗药、肿瘤坏死因子（TNF-α）抑制药。③抗 CD 分子单克隆抗体，如抗 CD20 单克隆抗体、细胞毒性 T 淋巴细胞相关抗原 -4 融合蛋白。

（2）非选择性免疫抑制药：①糖皮质激素，如氢化可的松、泼尼松。②烷化剂，如环磷酰胺。③抗代谢药，如甲氨蝶呤、来氟米特。④中草药提取物，如雷公藤多苷、青藤碱。

免疫系统是一个复杂的网络系统，建议选择仅作用于免疫反应某个环节的药物，以减少不良反应。免疫抑制药治疗指数较低，当给药一定浓度或联合用药，才能达到理想的治疗目的。免疫抑制药有一定的抗炎作用。临床应用时，我们也要密切关注长期应用免疫抑制药的患者，定期复查肿瘤标志物，以预防肿瘤的发生。

17. 免疫抑制药都有什么不良反应？

李大姐：免疫抑制药安全吗？

英萍医生：任何药物都有它的不良反应，与此同时，药物又有着它特有的治疗作用，所以我们要理性看待它，那么免疫抑制药又有哪些不良反应呢？接下来，就逐一说说，它们到底有哪些不良反应。

（1）选择性 T 细胞抑制药：环孢素的不良反应主要表现在

心血管、肾脏、中枢神经系统；他克莫司的不良反应为肾功能损伤、高血压、高血糖、白细胞增多和高钾低镁血症等。

（2）细胞因子及其拮抗药：白介素-6、白介素-1受体拮抗药、肿瘤坏死因子（TNF-α）抑制药。白介素-1受体拮抗药的不良反应包括头痛、恶心、腹泻、鼻窦炎、流感样症状和腹痛；白介素-6受体拮抗药的不良反应包括胃部不适、头痛、皮疹和发热；TNF-α抑制药的不良反应包括细菌感染的危险、肺纤维化。常见的儿童不良反应有淋巴瘤、白血病、黑色素瘤、实体瘤、平滑肌肉瘤、肝癌和肾细胞癌。在使用药物的过程中应随时监测体征的变化。

（3）抗CD分子单克隆抗体：抗CD20单克隆抗体的主要不良反应包括输液反应、胃肠道反应、感染、心血管反应、血液学毒性、肝损伤等。

（4）糖皮质激素：主要不良反应见前述。

（5）烷化剂：环磷酰胺的不良反应包括肝损害、消化道症状、骨髓抑制、脱发、生殖毒性、免疫抑制及继发恶性肿瘤等。

（6）抗代谢药：甲氨蝶呤的不良反应有骨髓抑制，中枢神经系统损害，口腔黏膜溃疡，肝肾功能、肺功能异常，严重嗜中性粒细胞减少，以及厌食、腹泻、脱发、皮肤系统损害；来氟米特的不良反应有皮肤疾病、腹泻腹痛和肝功能

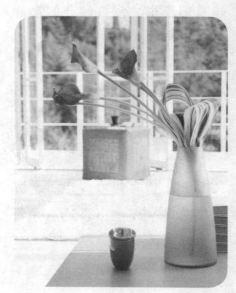

障碍。

（7）中草药提取物：雷公藤多苷的不良反应包括女性出现闭经及月经紊乱、男子精子数量减少、消化系统疾病、白细胞及血小板下降、皮疹等。青藤碱不良反应尚不明确。

18. 常用的生物制剂有哪些？它们各有什么特点？

李大姐：大夫，我还听说有一类药物，价格很贵，但效果很好，这是什么药呢？

英萍医生：除了前面已经提到的治疗 SLE 的药物以外，你所说的很有可能是生物制剂，这是针对特定致病性靶分子的拮抗药，具有免疫调节活性、抗病毒的作用。

（1）TNF-α 抑制药有 4 种：英夫利昔单抗、依那西普、阿达木单抗和格力木单抗。

英夫利昔单抗的适应证为类风湿关节炎、强直性脊柱炎、克罗恩病和瘘管性克罗恩病、银屑病关节炎、白塞病的眼部炎性病变。

依那西普的适应证为类风湿关节炎、强直性脊柱炎、银屑病关节炎。

阿达木单抗的适应证为类风湿关节炎、强直性脊柱炎、银屑病关节炎、白塞病的眼部炎性病变、克罗恩病。

格力木单抗的适应证为中至重度活动性类风湿关节炎、银屑病关节炎和强直性脊柱炎。

（2）IL-1 受体拮抗药：阿那白滞素的适应证为成人 Still 病、幼年型特发性关节炎、自身炎症反应综合征中的周期性发热。

（3）抗 CD20 单克隆抗体：利妥昔单抗的适应证为淋巴瘤，

类风湿关节炎、SLE。

（4）T 细胞抑制药：阿巴西普的适应证为类风湿关节炎。

19. 生物制剂跟传统药物相比，整体上有何优势？

李大姐：刚刚讲到的生物制剂它跟我以前吃的激素相比，有何不同呢？

英萍医生：近些年，生物制剂迅猛发展，给患者带来了新的福音。它在治疗免疫性疾病的历史中留下了重彩的一笔。生物制剂药物比传统药物更有效、更迅速地缓解患者的临床症状，并能延缓关节损坏，从而改善患者的生活质量。与传统药物相比，无论是直接比较还是间接比较，生物制剂在疗效上与其相近。生物制剂的主要优势在于临床起效较快、对代谢的影响较小、肝肾毒性较少，而传统药物在胃肠、肝肾毒性、骨髓抑制、代谢方面影响突出。近年来，生物制剂不良反应多发生感染和肿瘤，两者在安全性上形成了一定的互补关系。生物制剂价格昂贵，很多患者因为家庭经济承受力有限而无法选择生物制剂。但是，随着生物制剂药物的迅猛发展，相信生物制剂会降低价格，造福百姓。

20. 什么情况下，我需要做血液透析治疗？

李大姐：大夫，你能给我说说血液透析又是怎么一回事吗？

英萍医生：血液透析治疗是将患者的血液引进透析器（两者的流动方向相反），利用半透膜的作用，替代肾脏的功能。其主要目的是将血中蓄积的毒素和水分清出体外以纠正酸中毒，调节电解质紊乱。

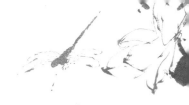

血液透析的适应证如下。

（1）终末期肾病。当出现下列情况，可酌情提前透析治疗，如严重并发症、顽固性高血压、高血钾、贫血、体重下降和营养状况恶化等。

（2）急性药物或毒物中毒。

（3）急性肾损伤。

（4）严重水电解质紊乱和酸碱平衡失调。

（5）其他疾病（肝衰竭、精神分裂症、银屑病等）。

21. 如果不想做透析，会有哪些不可预知的后果？

李大姐：大夫，我听说，一旦做了透析，就离不开它了，我女儿如果不做会有哪些后果呢？

英萍医生：根据患者病情需要，已经达到了透析指征，但考虑到自身的家庭环境因素及透析带来的痛苦，仍不想做透析治疗，可能会出现如下后果。

（1）患者病情加重，抢救难度大，死亡中多脏器功能障碍；

（2）已是尿毒症终末期，仍服中药治疗，会出现精神异常，急性左心衰及肺水肿，肺部感染，水、电解质异常和重度酸中毒，恶病质，死亡率很高；

（3）尿路结石肾损害；

（4）继发性肾小球疾病、糖尿病肾病；

（5）影响患者长期存活。

建议大家配合专业医生的治疗意见，只有积极治疗，才是延缓或防止尿毒症发生的唯一途径。

22. 血浆置换跟透析相比，有何不同？

李大姐：血浆置换又是怎么一回事呢？它跟血液透析一样吗？

英萍医生：血浆置换是一种清除大分子有害物质的血液净化疗法。血浆置换的基本过程是用血泵导出患者血液，经过血浆分离器，分离出血浆和细胞成分，体外去除致病血浆或选择性地去除血浆中的某些致病因子，然后将细胞成分净化后的血浆及补充的置换液输回患者体内。目前的血浆置换法包括了单重血浆置换、双重血浆置换等不同的方式。血浆置换法能迅速清除患者血浆中的细胞因子、免疫复合物、抗体、抗原等致病因子，调节免疫系统，清除封闭性抗体，恢复细胞免疫功能及网状内皮细胞吞噬功能，使病情得到缓解。血浆置换过程是安全的，大多数的反应和并发症轻微，容易治疗，且持续时间短。血浆置换将会成为临床治疗的有力工具。

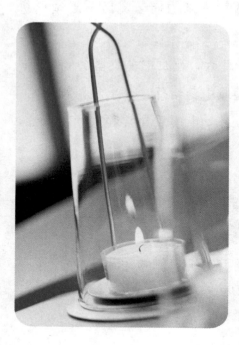

血液透析是终末期肾病患者维持生命的重要手段，而充分透析是延长血液透析患者生命的重要因素，透析不充分是导致这些患者存活率低下和生活质量差的主要原因。充分透析包括满意的清除体内代谢废物，使电解质、酸碱代谢趋于平衡状态。近年来，随着血液透析患者数量的增多，准确及时地评价血液透析的充分性越

来越重要。临床上有许多因素影响血液透析的充分性，本文就目前影响血液透析充分性因素研究进展综述如下：血液透析是一种血液净化疗法，它替代了部分肾脏的排泄功能（但不能替代正常肾脏的内分泌和新陈代谢功能），是治疗终末期肾脏病的最有效措施之一。

23. 干细胞移植可以治疗 SLE，是这样吗？

李大姐：大夫，干细胞移植又是怎么一回事呢？

英萍医生：自体外周血造血干细胞移植是通过对患者进行大剂量的免疫抑制药或放射治疗，使患者产生强烈的免疫抑制，然后进行移植自体外周血造血干细胞，给患者重建免疫系统。自体外周血造血干细胞移植的机制是：给予患者大剂量免疫抑制药或全身放疗，从而清除机体成熟免疫淋巴细胞，让移植后的造血干细胞发育成新的淋巴细胞，从而诱导对机体抗原的耐受。另一方面，消除了机体免疫淋巴细胞的情况下，自身抗原、抗体和免疫复合物数量的减少将允许机体进行正常的免疫调节，从而使机体免疫和耐受达到一个动态平衡水平。从理论上讲，自体外周血造血干细胞移植有可能达到治愈自身免疫性疾病的目的。现阶段，自体外周血造血干细胞移植应限用于部分狼疮患者，如终末期狼疮性肾炎患者；经免疫抑制治疗后无效或不能耐受免疫抑制药副作用的狼疮患者。

24. 狼疮母亲服用羟氯喹有什么好处？

李大姐：大夫，羟氯喹是一种什么药物呢？

英萍医生：狼疮母亲如果未及时系统治疗，极易并发诸多并发症，如妊娠期高血压综合征、肾脏损害、早产、流产、胎儿生长受限等。研究表明，由于妊娠期间，狼疮母亲体内激素水平变化，从而导致 SLE 病情恶化，严重者影响胎儿质量。羟氯喹属 4-氨基喹啉类，是一种抗疟药，其作用机制是：①抗炎作用，通过多形核细胞抑制炎性作用，从而阻断合成前列腺素；②趋化性抑制炎症，一定浓度的羟氯喹可有效阻断前列腺素的生物合成；③免疫抑制作用，羟氯喹可通过诱导淋巴细胞凋亡，抑制自身免疫反应。羟氯喹可用于狼疮母亲的治疗，与激素同时应用，可显著降低激素的副作用。该药可延缓 SLE 妊娠期间疾病的发生与进展，并减少抗体的增加，且作用安全，对胎儿无明显毒副作用。总之，羟氯喹辅助治疗狼疮母亲的疗效确切，可有效控制其病情，改善狼疮母亲的结局，值得在临床上推广应用。

25. 激素和钙片该同时服用还是间隔服用呢？

李大姐：大夫，我已经知道了，吃钙片可以对抗激素的副作用，那么这两个药可以一起吃吗？

英萍医生：狼疮患者需大量应用激素以控制病情，长期应用激素以维持病情，长期大量应用激素可增加机体对钙的排泄量，抑制维生素 D 的产生及减少肠道对钙的吸收，易发生骨质疏松，严重者可发生自发性骨折、股骨头坏死等。因此，狼疮患者服用激素的同时，补充钙剂是非常必要的。临床上因需长期服药，故掌握用药的最佳时间，可以更有效地吸收药物，达到最佳的治疗效果。

应用激素的最佳时间为早上 7—8 点，每日 1 次给药或隔日 1 次给药。因为机体分泌具有一定的规律，每日上午 7—10 时为分泌高潮，而后逐渐下降，午夜 12 时为分泌低潮。临床用药时宜遵循此规律以防止肾上腺皮质功能下降。

钙是人体中最重要的元素，钙的缺乏是低骨量的重要原因，适量补充钙剂可促进骨骼钙化，有效增强骨密度。钙剂的服用方法：因其对胃黏膜有刺激作用，故不宜空腹服用，如果一天服用一次钙剂，傍晚时钙最易吸收，所以晚上入睡前 2 小时左右为服用钙片最佳时间，人体血钙水平在后半夜最低，此时服用钙剂有利于钙吸收，同时还可发挥钙剂镇静作用。如果是一天服用三次钙剂，最佳服药时间为餐后 1 ~ 1.5 小时。因食物分解后生成的脂肪酸等，影响机体对钙的吸收。当然服用钙剂同时，我们也应注意日常行为，低盐饮食，因为钠是引起钙流失的罪魁祸首。多吃含镁的食物，如肉类、海鲜、蔬菜等，因为镁可以促进钙的吸收。

26. 常见的钙剂有哪些？各有什么优势？

李大姐：咱们常用的补钙药都有哪些呢？

英萍医生：钙剂是从牛奶中提取有效成分，制成补钙药物，具有强壮骨骼、增强骨密度作用，临床上常用于预防骨质疏松症、儿童佝偻病以及调节心脏节律等。钙剂主要分为无机钙、有机钙、中药钙等。

（1）无机钙类及其制剂：因其水溶性小的特点，能在胃酸中溶解，此类钙剂含钙量较高，且价格低廉，非常受人们喜欢，但胃酸缺乏者会影响钙剂的吸收，从而引起嗳气、便秘等不良反应。如纳米钙、钙尔奇 D 等。纳米钙是碳酸钙处理后的超微粉末，从而增加了与胃肠的接触面及溶解度，有利于吸收。钙尔奇 D 中有碳酸钙与维生素 D_3，每片含元素钙 600 毫克，维生素 D_3 可促进钙吸收，辅助钙、磷的代谢。本品 pH 接近中性，对胃肠道刺激小，宜用于孕妇、产妇、老年人等。

（2）有机钙类：虽然此类钙剂水溶性好，但吸收差，多被制成复方制剂应用，如葡萄糖酸钙、乳酸钙等。葡萄糖酸钙每片含元素钙 45 毫克，生物利用度达 30%，宜于需钙量较高、时间较长者使用。但葡萄糖酸钙中含有一定糖分，老年人使用时要注意。

（3）中药钙及其他类：此类钙剂的原料为动物骨骼、海洋生物的脊椎、贝壳等，碱性强，对胃肠刺激大。如龙牡壮骨颗粒，其中含有龙骨、牡蛎等，含钙量低，但配有治疗量维生素，可促进钙的吸收。

27. 什么是激素替代治疗?

李大姐：激素替代疗法又是怎么一回事呢？

英萍医生：肾上腺皮质主要分泌三类激素：① 糖皮质激素，是肾上腺皮质功能减低时主要的替代激素；② 盐皮质激素；③ 性激素。需糖皮质激素替代治疗的主要疾病有两类：① 下丘脑 - 垂体 - 肾上腺轴损伤所致的肾上腺皮质功能减低；② 因羟化酶缺陷等原因导致皮质醇合成障碍。由于疾病的生理、病理不同，激素替代治疗的方案也不同。

（1）肾上腺皮质功能减低的替代治疗方案：多为成年发病的慢性疾病，一般氢化可的松 20 ～ 30 毫克 / 天，泼尼松 5 ～ 7.5 毫克 / 天或地塞米松 0.25 ～ 0.75 毫克 / 天。应用短效激素氢化可的松等替代治疗时，每日 2 次给药，中长效制剂可早上 1 次

给药。应激时需调整激素剂量，消除应激后逐渐恢复到平时剂量。

（2）羟化酶缺陷病人的替代治疗方案：青春期后一般应用地塞米松 0.75 毫克，每日 3 次，7 天后逐渐减至维持量；对婴幼儿童应用氢化可的松，初始剂量为 $10 \sim 25\ mg/m^2$，每日 3 次给药，以后根据患儿病情及时调整剂量。

28. 什么是冲击疗法？

李大姐：冲击疗法具体是怎么进行的呢？

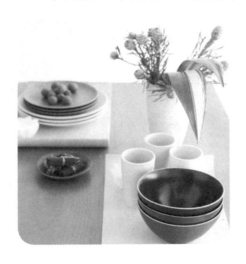

英萍医生：SLE 是一种病因复杂，可累及多脏器损伤的自身免疫性疾病。大剂量激素所产生的效果与核受体介导相关，在抑制过度免疫反应中起决定性作用，从而阻止疾病的急性恶化。经典的糖皮质激素治疗 SLE 冲击疗法是：甲泼尼龙 1 克 / 天静脉给药，接连 3 天以抢救濒危患者，尤其对狼疮脑病患者效果显著。我们建议对于病情较重，但未危及生命的患者，可以施予激素冲击疗法，即第一天给予甲泼尼龙 300 毫克，第二天给予 200 毫克，第三天给予 100 毫克，然后回复到常规剂量或用 3 毫克 / 千克，维持 $2 \sim 3$ 天，以避免长期大量使用激素所产生的严重不良反应。冲击治疗狼疮一般效果显著，但有时疗效需要 $1 \sim 2$ 周才能显示出来。如病情未得到很好的控制，需要再次冲击治疗，我们建议间隔 $5 \sim 10$ 天。

29. 冲击疗法的适应证有哪些?

李大姐:什么情况下需要进行冲击疗法?

英萍医生:糖皮质激素是治疗 SLE 的重要药物,对于活动期狼疮患者多采用糖皮质激素冲击治疗,可以迅速控制病情,防止脏器损害。激素是治疗 SLE 的基础用药,大部分患者都应用激素治疗或维持,如果效果不佳,我们建议应用糖皮质激素冲击治疗。危及生命的重症红斑狼疮,如急进性狼疮肾炎、重症神经精神狼疮、溶血性贫血、血小板减少、狼疮性肺炎、血管炎等,我们建议应用糖皮质激素冲击治疗。

30. 自己不幸又感染了肺结核该怎么办?

李大姐:大夫,我听说有不少像我女儿这样的人都有肺结核了,如果我女儿也不幸得了肺结核,该怎么办呢?

英萍医生:SLE 的治疗主要是以糖皮质激素联合免疫抑制药为主,但其治疗过程中,常伴有感染的发生,如细菌、病毒、真菌、卡氏肺孢子虫等感染,结核杆菌是其常见的病原菌之一。在狼疮患者应用激素的过程中,结核杆菌感染的临床表现复杂多变,有时仅仅表现为发热,不易与狼疮本身活动相鉴别,临床上常导致误诊或漏诊。长期使用激素及免疫抑制药,可减弱机体的防御能力,可使静止的结核病灶复燃,使活动性病灶扩散。既往感染过结核杆菌的病人,应警惕肺结核的发生,如遇到可疑病人,需行全面的检查以排查结核,积极进行治疗,尽早选用以异烟肼、利福平、链霉素、乙胺丁醇、吡嗪酰胺为主组成的联合治疗。如用药期间,出现不良反应,应及时调整用药方案,

并适当延长抗结核治疗日程，是改善狼疮患者预后、降低死亡率的重要手段。

31. 有关服药疗程有哪些注意事项？

李大姐：大夫，我女儿需要终身服药吗？

英萍医生：红斑狼疮属于内科疾病，是一种慢性病，就目前的医疗手段和技术是不可能根治的，建议长期服药。有些患者自觉病情好转，就不按时吃药或自行减药、停药，这样做对于控制病情是非常不利的，严重者会造成症状的反弹。有些患者本来病情控制很好，但惧怕药物的副作用，而自行减停，使狼疮活动复发，而狼疮患者病情每复发一次，症状比之前更重一次，病情反反复复，所以患者一定要做好长期按时服药的心理准备，这样才能更好地稳定病情。红斑狼疮大多用激素或免疫抑制药联合治疗，但服药个体化较强，需要在专业医生的指导下，长期正规服药。

32. 羟氯喹治疗 SLE 还有哪些额外收益？

李大姐：我看到很多患者在服用羟氯喹，它有什么作用？

英萍医生：SLE 是一种临床表现复杂多样的自身免疫性疾病，其病变可累及浆膜、皮肤、肾及中枢神经系统等。SLE 不能根治，且死亡率较高，故应积极治疗，以缓解病情。临床上常用激素治疗，但激素副作用较大，如脂肪性肝炎、水肿、胰岛素抵抗、电解质紊乱、骨质疏松等。羟氯喹具有较高的安全性，可作为治疗 SLE 的基础用药，与糖皮质激素等合用，可降低激素的副作用，如可减少因服用激素诱发的高胆固醇血症；与免疫抑制

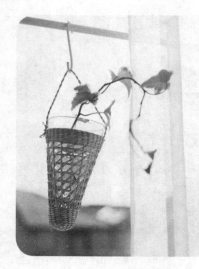

药等合用有协同作用，如与麦考酚酸酯合用，可显著提高狼疮肾的缓解率。因羟氯喹具有抗炎作用、免疫抑制作用及良好的安全性，正越来越广泛的用于治疗 SLE。现代研究证明，应尽早使用羟氯喹治疗 SLE，并建议患者长期服药。羟氯喹可以治疗狼疮患者的关节疼痛和肿胀、皮疹等；纠正患者的糖、脂代谢，从而延缓动脉粥样硬化。

33. 妊娠和哺乳期女性该如何选择药物呢？

李大姐：大夫，假如我女儿将来怀孕了，哪些药物对她有损害呢？

英萍医生：妊娠和哺乳期女性选择药物应秉着安全有效的原则，在产科医生及风湿病医生的指导下，积极控制疾病。狼疮患者应病情稳定 6 个月后再妊娠，妊娠期间应及时随访，产后监测也很必要，以防止血栓栓塞和疾病复发。狼疮患者妊娠和哺乳期间特定的治疗药物如下。

（1）阿司匹林：临床上阿司匹林广泛应用于先兆子痫和抗磷脂抗体综合征，该药不致畸。可用于妊娠前 6 个月，之后使用可致动脉导管过早关闭及增加新生儿出血的风险。

（2）糖皮质激素：为有效控制 SLE 的病情，建议孕期可给予泼尼松 5～15 毫克/天，分娩时和产后 2～3 天予甲泼尼龙 40～80 毫克/天或琥珀酸氢化可的松 100～200 毫克/天静脉

滴注，而地塞米松和倍他米松可能影响胎儿而不宜使用。

（3）羟氯喹：羟氯喹是相对安全的，适用于抗磷脂抗体、抗 Ro 抗体和抗 La 抗体阳性的狼疮患者。

（4）硫唑嘌呤、吗替麦考酚酯、环磷酰胺：硫唑嘌呤虽然属于 D 类安全的妊娠期药物，可以应用于妊娠期间，但需监测肾功能。吗替麦考酚酯也属于 D 类，致畸作用明确，故妊娠期不宜使用。

（5）甲氨蝶呤和来氟米特：甲氨蝶呤和来氟米特具有致畸作用，妊娠期间禁用。

（6）静脉用丙种球蛋白：妊娠期间使用丙球可以治疗血小板减少症。

（7）生物制剂：妊娠期使用生物制剂的安全性缺乏足够的证据，最好避免使用这些药物。

34. 治疗红斑狼疮有哪些新药吗？

李大姐：大夫，除了上面提到的那些治疗手段，还有没有其他的方法呢？

英萍医生：这类治疗手段还有很多，具体如下。

（1）新型的免疫抑制药：① 2- 氯脱氧腺苷，主要作用于抑制 B、T 淋巴细胞的增生。临床上常用来治疗肿瘤，近年来应用于治疗 SLE，疗效显著；②他克莫司可以抑制白介素 -2、β- 干扰素的合成，并抑制 T 细胞的活化基因以及 B 细胞增殖。他克莫司在治疗 SLE 上有一定的疗效；③沙利度胺，又称反应停，具有抑制各种细胞因子、中性粒细胞的作用。需注意其不良反应，可能导致胎儿致畸，故孕妇绝对禁用，且有乏力、口干、恶心等不良反应；④ SM934 是青蒿素衍生物，具有更强的免疫抑制作用。尽管临床上未使用，但给肾小球损伤的狼疮性肾炎患者带来了明朗的前景；⑤甲氨蝶呤可以抑制二氢叶酸还原酶的活性，临床上主要治疗肿瘤，并能降低 SLE 的活动性，但应注意其口腔溃疡、肝损害等不良反应。

（2）生物制剂：① CTLA4Ig 可以抑制 T 细胞活化以及 T、B 细胞间的协同作用；②抗 B 淋巴细胞刺激因子的单克隆抗体——抗 B 淋巴细胞刺激因子是一种细胞因子，具有促进 B 淋巴细胞增生、存活、分化等重要作用；③ LJP394 是一种 B 细胞的耐受原，具有免疫调节功能，从而防止狼疮的发生。

（3）免疫球蛋白静脉滴注：免疫球蛋白静脉滴注与阻断 FC 的受体及调节淋巴细胞免疫功能有关。其对关节炎、发热、血小板减少等效果良好。当药物治疗效果不佳时，或是因皮肤、血液和心脏受累等方面疾病无法使用其他药物治疗时，我们先考虑应用免疫球蛋白静脉滴注。

（4）造血干细胞移植：造血干细胞移植主要通过干细胞移植进行治疗，主要治疗肿瘤及免疫缺陷性疾病，特别是严重的或者是威胁到生命的狼疮患者。

（5）血浆置换：血浆置换是为了清除血浆中的病理成分，从而降低抗淋巴细胞的抗体水平，以改善细胞的吞噬功能。

（6）基因治疗：细胞因子可以抑制 B 淋巴细胞、$CD4^+T$ 淋巴细胞等，还对 TNF-α、IFN-γ 等起拮抗作用；细胞因子抑制药包括可溶性的受体或抗体；E4BP4 基因能抑制 T 淋巴细胞和 T、B 淋巴细胞之间的相互作用；miRNA 是一种保守的基因，其参与了 SLE 的发病过程。

第二讲　疾病的中医治疗

1. 历代中医文献中对 SLE 是如何记载的？

李大姐：咱们传统中医方面，是怎么认识这个疾病的？

英萍医生：SLE 是现代才有的病名，其病名在中医古籍中并没有记载，但其临床表现在文献中有"阴阳毒""饮证""蝴蝶丹""水肿"的描述，本病属中医学"风湿病"范畴，原称为"痹证"或"痹病"，所以我们要寻找风湿病科医生积极治疗该疾病。"痹病"最早见于《黄帝内经》，是指由于我们体内正气不足，营卫失调，风寒湿热等邪乘虚侵袭我们的身体而发病，或由于我们的身体常年处于亚健康状态，导致气机不通畅，我们从食物中吸收的五谷精微物质不能濡养身体，从而出现四肢关节肌肉疼痛、肿胀等症状，严重时可能出现多种脏腑损害。由于 SLE 可出现多种脏器损害，根据其临床症状，可分为"蝴蝶丹""阴阳毒""红蝴蝶""周痹""痹证""肾痹""心痹""肝痹""水肿""胁痛""黄疸""心悸""肺痹""肠痹""脾痹""三焦痹""胞痹""悬饮""肢端脉痹"等。

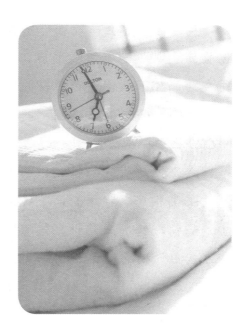

"周痹"源自《灵枢·周痹》有这样的记载，即说因为我们的身体气血运行不通畅，风寒湿邪侵袭我们的身体，而致周

身大小关节、四肢腰背肌肉疼痛，严重者可出现心、肝、脾、肺、肾的损害。

《素问·四时刺逆从论》提示 SLE 发病与我们先天的体质有关，与多种因素相关联，如与遗传因素、环境因素、病毒感染等有关。

《素问·痹论》提示 SLE 病情错综复杂，往往累及多种脏器，常伴有心、肝、脾、肺、肾五脏病症。病变由外而内，逐渐加重。

现今，临床上对 SLE 的分型无统一定论，根据我多年临床经验，建议将其分为热毒炽盛、阴虚内热、肝肾阴虚、风湿热痹、脾肾阳虚以及气阴两伤型。

2. 中医治疗本病有哪些优势？

李大姐：既然西医有那么多的不良反应，那么中医有什么过人之处吗？

英萍医生：西医能在一定程度上控制 SLE 的活动和发展，但临床上常见药物不良反应、停药后病情易复发等问题。而中医在治疗 SLE 具有不可忽视的作用。

（1）中医在治疗 SLE 过程中的干预作用：中医和西医并非对立存在，而是治疗 SLE 的两种手段。中医从表、里、虚、实、寒、热来分析疾病的性质，治疗的目的是恢复身体与外界环境间的平衡状态。临床上，单纯应用中药不能很好地控制狼疮患者的病情，特别是急性期的狼疮患者。我一般采取中西医结合的方式治疗狼疮患者，中草药在治疗中的干预作用是确定的。

（2）提高狼疮患者的临床疗效：SLE 是一类复杂的疾病，疾病传变与否主要取决于患者本身的体质因素。中医强调治本，我们所说的本即患者的体质，治本即纠正狼疮患者的体质偏差，从而提高临床疗效，降低死亡率，延长疾病的稳定期。我认为狼疮患者主要体质为：热邪炽盛、肝肾阴虚、脾肾阳虚、气滞血瘀等。中医强调整体观念、辨证论治，治本多于治标，具有增强临床疗效的功效。

（3）改善临床症状：狼疮患者的临床表现复杂多样，如乏力不适、胸痛、头痛、感觉异常、口眼干、雷诺现象、轻度脱发等，西药作用有限，但我们中医在改善症状方面有其特有的价值，临床效果显著。

（4）减少激素用量，缩短激素疗程，减少激素副作用：糖皮质激素具有强有力的抗炎、免疫抑制作用，是治疗狼疮的基础用药。我经常应用中药和针刺疗法治疗狼疮，从而改善患者本身的免疫功能及激素所诱发的其他副作用。如我有一个患者出现头痛，我给他激素同时，配合针刺命门透阳关、太冲、曲池、百会、足三里、大椎放血等穴位，患者效果很好。

3. 如何正确煎煮中药?

李大姐：既然中医有那么多优势，可我平时很少熬中药，请问，煎煮中药方面有什么讲究吗？

英萍医生：正确掌握中药煎煮法是提高药物疗效的重要环节。

（1）适宜器具：可用于煎煮中药的容器有砂锅、紫砂药壶、陶罐、铝锅、搪瓷器皿、不锈钢器皿、玻璃器皿等；忌用铁、铜、锡等金属类容器。

（2）浸泡：经过一定时间的浸泡可使药物的有效成分更好地析出。一般浸泡30分钟为宜。

（3）水量：在药物煎煮时加水量的多少决定药物有效成分析出。水量高出浸泡好的中药 3～5 厘米为佳。

（4）煎煮方法：一般药物先用武火将药液煮沸后再用文火煎熬。煎药 2 次为佳。解表药、清热药、芳香药不可久煎；滋补药可久煎；介质类、矿物质类药物煎煮时间过短时其有效成分不易析出，如磁石、龙齿、龟甲、鳖甲、生石膏等应先煎、久煎；有毒的药物，如川乌、草乌、附子需先煎、久煎；易挥发气味的芳香药物，如砂仁等应后下；带有绒毛等可刺激咽喉部的药物，如旋覆花、辛夷等药物宜包煎；粉状药物，如蒲黄、海金沙等宜包煎；胶状物的药物，如阿胶、龟胶、鹿角胶等需进行烊化。一套有效的中药煎煮方法，可以直接影响患者的临床疗效。我们建议患者积极掌握有效的煎煮方法，以便更好地析出药物的有效成分，从而提高患者的疗效。

4. 调节人体免疫的中药又有哪些呢？

李大姐：通过前面的内容，我已经知道了我女儿的病是因为免疫系统出问题了，那么我经常听人说中药可以调节人体免疫力，是这样吗？

英萍医生：随着人们对中药的深入研究，我们已经逐步意识到中药具有免疫双向调节功能，使过高或过低的免疫反应恢复正常。这种药物的双向免疫调节作用，实际上源于中医所说的"整体调节"与"阴阳平衡"理论。具有免疫促进作用的药物多为补益类中药，如黄芪、人参、党参、当归、淫羊藿、菟丝子、刺五加、茯苓、白术等以及清热解毒类中药，如金银花、侧柏叶；具有免疫抑制作用的药物包括青蒿、雷公藤、黄芩、

三七、柴胡、苦参、粉防己等；对单核-巨细胞系统有促进作用的药物有白头翁、人参、党参、玄参、黄芪、银耳、金银花、巴戟天、鸡血藤、女贞子、柴胡、熟地黄、小茴香、防风、三颗针等；具有促进细胞因子的产生的药物包括黄芪、冬虫夏草、枸杞子等，以及补益方剂四君子汤、补中益气汤、四物汤、当归补血汤、六味地黄汤、金匮肾气丸等；具有抗炎、免疫调节作用的药物有雷公藤及小柴胡汤等。

5. 有哪些中药具有类似肾上腺皮质激素的作用？

李大姐：很多人都在吃激素，中药当中有没有类似激素作用的药物呢？

英萍医生：临床上及药理实验提示具有类似糖皮质激素作用的中药很多。中药药效远远不及西药，但不良反应却远比糖皮质激素小得多，故患者可长期服用。具有糖皮质激素样作用的补气类中药有党参、西洋参、人参、甘草等；具有糖皮质激素样作用的养阴药有生地黄、知母、熟地黄、龟甲等，多数补阳药具有提高肾上腺皮质激素和性激素的作用，如巴戟天。肉苁蓉具有壮阳、抗氧化、增强记忆力等多种功能，虽然没有提高肾上腺皮质激素的作用，但可防止肾上腺皮质萎缩。临床上还可与鹿茸、龟甲、生地黄、淫羊藿、熟地黄等同用。

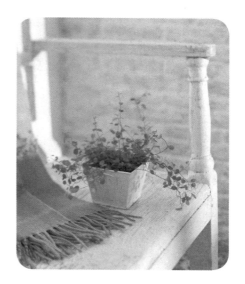

具有糖皮质激素样作用的补血药包括熟地黄、女贞子、何首乌、山茱萸等。

6. 哪些中药具有抗炎效果？

李大姐：请问中药当中有没有抗炎效果的药材呢？

英萍医生：临床上，很多人得了 SLE 后，可能出现关节红、肿、热、痛，发热等全身症状，这实际上就是身体与致炎因子相抗争的结果，从而发生炎性反应。中草药的抗炎作用明确，临床上越来越受到人们的关注。抗炎药物是指对炎性反应具有抑制作用、调节作用的药物。具有抗炎功效的中药很多，如粉防己、雷公藤、柴胡、黄芩、三七、草木樨属植物等。中药中含有抗炎的有效成分，如粉防己碱、苦参碱、小檗碱、雷公藤新碱、皂苷、黄酮苷、香豆素苷、雷公藤多苷、柴胡总苷、三七总皂苷、人参皂苷、黄芪多糖、灵芝多糖、人参多糖、枸杞多糖等。中草药品类众多，单味中药、中药复方制剂等均有抗炎作用，以中药为基础的新药也在不断涌现，中草药的开发具有非常广阔的前景。

7. 哪些药物可以退斑、抗血管炎？

李大姐：中药当中，哪些药物对我女儿面部红斑有好处呢？

英萍医生：很多狼疮患者会出现皮肤肿胀、瘀紫，遇冷后症状加重，严重者手指、足趾出现坏疽，咳嗽、咳痰、咯血，胸闷气急、呼吸困难、头痛、头胀、恶心、呕吐、神志不清、谵语、昏迷、浮肿、少尿、血尿等症状，这些都是血管炎的表现。中医治疗过程中，我们会从患者的症状、舌脉入手，辨证治疗。

我一般将其分为急性期、缓解期、恢复期这 3 期，热毒血瘀、湿热血瘀、阴虚血瘀、气血两虚、脾肾阳虚 5 型。

（1）急性期，常用中药为板蓝根、忍冬藤、连翘、蒲公英、玄参、牡丹皮、生地黄、赤芍、当归、川芎等。

（2）缓解期常用中药为桑枝、牛膝、当归、鸡血藤等。

（3）恢复期常用中药为夏枯草、皂角刺、连翘、黄芪、白术、桑寄生等。

8. 中医在对抗西医治疗副作用方面有哪些优势？

李大姐：西医药物有很多不良反应，那么中医在对抗西医治疗副作用方面有哪些优势？

英萍医生：众所周知，西药见效快，但每年由于西药副作用造成患者死亡的人数众多，而且还可以诱发其他疾病。中医见效慢，以调节人体的内在生理功能为目的，我建议患者中西医结合治疗该病，在西药快速作用的同时，给予中药干预其副作用，这样不仅能提高治疗效率，还会减少副作用的发生。如一些不能根除的疾病（SLE、糖尿病、高血压），只能长期服用西药以稳定病情及预防并发症的发生，但如此长时间的大量服药，对身体损伤是不可预知的，如肝脏、肾脏、脾脏、心脏及大脑等损伤，甚者可能危及生命。此时，应该采用中西医结合治疗的方法，给予中药及时干预其副作用，同时注意日常的饮食的调理，定期复查生化指标，寻求医生的帮助，尽早发现问题，解决问题。

9. 中药雷公藤为什么可以治疗本病?

李大姐:我听说过雷公藤,它有什么作用?

英萍医生:雷公藤性苦、辛、寒,有大毒,归肝、肾经,具有活血化瘀、清热解毒、消肿散结、杀虫止血等功效。研究发现雷公藤有抗炎、抑制免疫、扩张血管、改善微循环和类激素样作用,并能使抗核抗体转阴,血沉和免疫球蛋白的下降,清除尿蛋白,改善贫血。雷公藤的有效成分比较复杂,毒性较大,为了减少其副作用,多采用雷公藤提取物制剂,雷公藤中可提取雷公藤多苷,我们临床上常用的制剂为雷公藤多苷片。病情稳定或轻症狼疮患者可单独应用雷公藤制剂治疗,从而使病情稳定;对活动期狼疮病人则不宜单独使用,应在使用雷公藤制剂的同时,选用足够量免疫抑制药,这样一方面可以起到药物的协同作用,另一方面可以减少激素用量,防止因长期大量应用激素引起的不良反应。现在我们普遍使用的雷公藤多苷片虽是经过精细加工的雷公藤提取物,但毒性成分仍然存在,长期大量服用仍有许多不良反应,但与其他免疫抑制药相比,雷公藤的副反应相对较小,并且是可逆的,一经停药,产生的副反应可完全消失。

10. 雷公藤是不是很安全呢?

李大姐:既然雷公藤这么有用,那么它安全吗?

英萍医生:雷公藤其成分有毒,其毒性程度因产地、存放条件、剂型、剂量、药物部位、煎服方法、采收时节不同而异,具有清热、解毒、消肿、消积、杀虫、止血等功效,临床上广

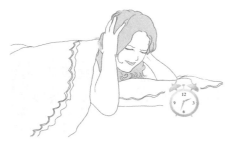

泛应用于风湿免疫类疾病、肾脏疾病、皮肤疾病等。其有效成分有毒性，安全性小，考虑影响雷公藤毒性反应与剂量相关，中毒量与有效量几乎相等。临床上应用常引起不良反应，如月经紊乱、男性不育、胃肠道反应、心血管反应、血液系统反应、皮肤黏膜反应、肝肾损害等。故临床上雷公藤要慎用，其禁用于心、肝、肾功能不全，胃及十二指肠活动性溃疡，严重贫血，过敏体质者，孕妇及哺乳期妇女。雷公藤是临床常见用药，我们要妥善处理应用时可能存在的不良反应，方法如下：

（1）用药前及用药期间，按照医生要求检查血尿常规、心电图、肝肾功能；

（2）小剂量开始服药，根据病情逐渐增加剂量，宜饭中或饭后服药；

（3）同时服用护胃药物；

（4）育龄妇女不建议应用；

（5）服药期间，不能骤停该药，可联合其他抗风湿药。

此外，雷公藤与其他药物一起使用，可提高疗效，降低其毒性。有消化道反应时，可配伍白术、茯苓、黄芪、延胡索、炒谷麦芽、田七；肝肾功能损害时，可配伍枸杞子、何首乌、半枝莲、生熟地、虎杖等；精子减少时，可配伍巴戟、仙茅、鹿角胶、狗脊；睡眠障碍、烦躁、面色潮红时，可配伍知母、沙参、首乌藤、合欢皮、麦冬、天麻等。因此，我们应不断摸索其用药的最小剂量，发挥其最大的疗效，密切监测其不良反应，安全有效的使用本药。

11. 中医如何治疗脱发？

李大姐：中医可以预防治疗脱发吗？

英萍医生：脱发又称秃发、斑发、发不生、须发堕落等，属中医学的"油风"、"鬼剃头"等病的范畴。中医各家对治疗脱发有着自己独特的见解，分别从脏腑、气血、营卫、虚实等辨证。其治疗原则主要体现在：内治与外治结合治疗，重在调补各脏器，从根本上调理身体，从而治疗脱发。根据多年的治疗经验，我主要从以下几方面治疗脱发：肝肾亏虚型，应用平补肝肾法，方用六味地黄丸加减；脾虚湿阻型，应用益气健脾除湿法，方用四君子汤加减；气血虚弱型，应用补益气血法，方用加味圣愈汤、八珍汤或四物汤加减；血热生风型，方用四物汤加减；瘀血阻滞型应用血府逐瘀汤或通俞逐瘀汤加减；肝郁气滞型应用逍遥散或柴胡疏肝饮加减等。预防保护才是养发的关键。我常常跟患者说中医治疗固然重要，但要会养生，会保护自己的头发，这样才能达到更好的效果。

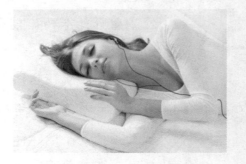

12. 中医在狼疮肾治疗当中具备哪些优势？

李大姐：很多人都出现肾病了，有的西医医生建议吃中药，请问，中医是怎么治疗的呢？

英萍医生：狼疮性肾炎是SLE患者比较严重的并发症之一，死亡率较高，其主要病因是自身免疫复合物沉积在肾小球、肾小管间质，临床多表现为蛋白尿、血尿、肾衰竭。狼疮性肾炎属于中医学"红蝴蝶疮""阴阳毒""温毒发斑""肾痹""水肿"等范畴，该病主要由于患者先天不足，日常生活中又不注意休息、易怒、不按时饮食等，导致身体每况愈下，从而损伤肾脏。根据我多年的临床经验，辨证后并观其舌脉，将该病分型为热毒炽盛、气阴两虚、肝肾阴虚、脾肾阳虚、阴虚内热。最常使用的药物为黄芪、牡丹皮、丹参、茯苓、生地黄。最常使用的方剂主要有知柏地黄汤、二至丸、六味地黄丸、清瘟败毒饮、真武汤、犀角地黄汤、金匮肾气丸、参芪地黄汤。中医药治疗狼疮性肾炎不仅能提高患者的生活质量，而且能减少西药治疗的毒副作用。

13. 中医是如何治疗口腔溃疡的?

李大姐：我女儿反复口腔溃疡，请问，中医对此有什么帮助吗？

英萍医生：口腔溃疡是常见的口腔黏膜病之一，临床表现为孤立椭圆形或圆形溃疡，在口腔黏膜任何部位均可单发或多发，发作时伴有剧烈的烧灼性疼痛，且具有反复发作、久治不愈的特点，严重影响患者说话和进食。

中医学认为，本病属于"口疮""口糜"等范畴。脾与口相关，心与舌相关，肾与咽、舌相关，两颊、齿龈与胃、大肠相关，任脉、督脉与口腔唇舌相关，故我们认为口疮的发生与五脏关系密切。《素问·至真要大论》说："诸痛痒疮，皆属于心。"口疮之火，不都是心火所致，与平时的饮食习惯、情志因素均相关。临床上可见心脾积热型、肺胃郁热型、肝胆蕴热型。心脾积热型，多由于生活、工作压力大，治以清热泻火。肺胃郁热型，多见于有慢性胃病的病人，治以泻火解郁。肝胆蕴热型，多见于生活不规律，脾气急躁的患者，治以清肝利胆，此外，还需要进一步中医辨证治疗，随症加减。

14. SLE 中医辨证分型是怎样的？

李大姐：中医是怎么整体治疗本病的？

英萍医生：中医各家对 SLE 认识多有不同，产生了"五脏虚损论""痹症论""火毒论""特殊体质、禀赋不足论"等。中医分型各有不同，总结如下：热毒炽盛、肝肾阴虚、脾肾阳虚、气阴两虚、阴虚内热、肝郁血瘀、风湿热痹及其他。还有将其证型分为急性发作时以热毒炽盛证为典型，慢性缓解期以脾肾阳虚、肝肾阴虚为典型。

现代中医各家微观辨证研究的分型观点如下：根据红细胞免疫功能的改变，将患者辨证分为热毒炽盛、脾肾阳虚、肝肾阴虚、气阴两虚型；根据磷脂抗体及微循环的关系，将患者辨证分为热毒炽盛证、肝肾阴虚证、脾肾阳虚证、气滞血瘀证；根据基因分型，分为热毒炽盛、阴虚内热、脾肾阳虚、风湿热痹、肝肾阴虚型；根据舌苔脉象变化，分为热毒炽盛、阴虚内热、脾肾阳虚、风湿热痹、肝肾阴虚型；根据外周血 IL-10 相关性研究，分为阴虚内热、瘀热痹阻、风湿热痹、脾肾阳虚型；根据可溶性黏附分子水平，中医分型为热毒炽盛型、脾肾阳虚型、肝肾阴虚型。

整体辨证后，根据中医常见症状的辨证分型如下：将"狼疮性发热"分为气分热盛、热入营血、阴虚内热、气虚发热、湿热内蕴、瘀血发热；将"狼疮性关节疼痛"分为风寒阻络、湿热阻络、瘀血阻络、阴虚内热、脾肾阳虚；将"狼疮性皮肤斑疹"分为热入营血、热郁血脉、阴虚内热、肾阴不足；将"狼疮性雷诺现象"分热破血脉、阴虚内热、气滞血瘀、阳虚寒凝、气血不足；将"狼疮性口腔溃疡"分为脾胃积热、阴虚火旺、中气不足；将"狼疮性脱发"分为血热生风、阴血亏虚、气血两虚、瘀血阻滞；将"狼疮性皮下结节"分为热毒痹阻、痰瘀互结；将"狼疮性网状青斑"分为热毒痹阻、阴虚内热、瘀血阻络、气不摄血、阳虚寒凝；将"狼疮性肾炎"分为热毒炽盛、湿热停滞、阴虚内热、风水相搏、脾肾阳虚、气血亏虚、脾虚湿盛；将"狼疮性脑病"分热扰心包、痰火上扰、痰迷心窍、气滞血瘀；将"狼疮性浆膜腔积液"分为热郁积饮、饮留胸胁；将"狼疮性肝损害"分为邪热伤肝、肝郁气滞、肝脾虚损；将"狼疮性血小板减少性紫癜"分为热毒炽盛、阴虚火旺、气不摄血。

15. 缓解面部红斑的外用熏洗药物有哪些？

李大姐：有什么外用药物可以治疗面部红斑吗？

英萍医生：治疗 SLE 的面部红斑，临床上常用西药为糖皮质激素、非甾体抗炎药、免疫抑制药等，以控制病情为主，配合中药熏洗疗法为辅，中西结合，取长补短，是缓解红斑狼疮患者面部红斑的最佳疗法。

近些年，中药熏蒸治疗越来越受到人们的关注，其具有养生保健、无副作用等特点。中药熏蒸疗法是药物与水沸腾后，所产生的气体和热量进行局部或全身的熏蒸，起到活血化瘀作用，从而达到治疗的目的。在我们进行中药熏蒸的同时，也要注意其可能产生的不良后果，如烫伤、虚脱等。"其在皮者，汗而发之"，这说明在中国古代，人们就应用中药熏蒸的方法，通过出汗，促进周身气血运行、疏通经络，使外邪流出体外。临床上常见中药熏蒸方法的药物为千里光、大黄、朴硝、萹蓄、山楂、鬼箭羽、丹参、桃仁、香附、红花等。日常生活中，我常常建议患者注意保护面部，避免日光照射，出门时，应戴遮阳帽或撑伞。

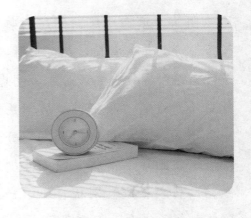

16. 针灸在哪些方面可以发挥治疗作用？

李大姐：我听说过针灸疗法，请问，我女儿可以针灸吗？

英萍医生：针灸是指在中医理论的指导下把毫针按照一定的角度刺入患者体内，运用捻转与提插等针刺手法来对人体特定部位进行刺激，从而调节患者身体阴阳、脏腑平衡，以达到治疗疾病的目的。针灸是针法和灸法的总称。针法是应用毫针运用捻、转、提、插等手法来治病。灸法是利用热的刺激传导来治病。临床上，我们按照中医辨证的思维辨别疾病的性质，然后配穴处方，进行治疗。

针灸的作用：疾病的发生、发展就是一个复杂的过程，针灸可以辅助患者提升身体的正气，驱除外邪以达到治疗疾病的目的。针灸是一种绿色疗法，操作方便，可治疗并预防多种疾病，如内、外、妇、儿、五官科疾病等；治疗疾病见效迅速，效果显著，特别是具有提高抗病能力、镇静及镇痛等作用。我曾经治疗不止一例这样的患者，狼疮患者伴有关节疼痛、肿胀，给予中药治疗，并配合针灸治疗 1 个月后，症状明显好转。

17. 民间有哪些有效的药方吗？

李大姐：中医当中，有没有"土方"治疗本病吗？

英萍医生：SLE 病情复杂多样，中医可根据患者的病情辨证治疗，从而改善患者的症状。临床上常用的方剂众多，建议患者在专业医生的指导下进行治疗。治疗 SLE 的验方有以下几种。

（1）具有清营解毒、凉血滋阴、活血通络功效的方剂：白花蛇舌草、丹参、蚤休各 30 克，生地黄、熟地黄、墨旱莲、玄参、牛膝、山茱萸、知母各 15 克，赤芍、白芍、牡丹皮、茯苓各 20 克。

（2）具有清营解毒、凉血活血功效的方剂：玄参、枸杞子、女贞子、墨旱莲、何首乌、五味子、山茱萸、车前子、牡丹皮、阿胶各 10 克，炒白芍、生地黄、龟甲、鳖甲、生牡蛎、丹参各 30 克。

（3）具有脾肾双补、益气养血功效的方剂：柴胡、制何首乌各 20 克，黄芩、牡丹皮、白芍各 15 克，当归、土鳖虫各 10 克，全蝎、蜈蚣、金钱白花蛇、甘草各 6 克，生地黄、土茯苓、萆薢、蒲公英、白花蛇舌草各 30 克，金银花、苍术各 20 克。

（4）具有扶正祛邪、益气养阴、滋阴补肾功效的方剂：黄芪 30 克，甜叶菊、墨旱莲、女贞子、紫草、鱼腥草、茜草根、山茱萸、怀牛膝各 15 克，丹参 20 克。

（5）具有养阴清热解毒功效的方剂：玄参、地黄、牡蛎、连翘各 30 克，女贞子、黄精、续断、黄柏、杏仁各 9 克，桔梗 4.5 克，绿豆、黑豆各 12 克。

当然，狼疮患者病情复杂多样，我们要根据患者的情况辨证后，给予对症治疗，不可拘泥于上述一方，而要强调随症加减。

18. 对于关节疼痛，如何进行艾灸？

李大姐：艾灸治疗有效吗？怎么操作？

英萍医生：艾叶具有温经散寒，活血逐瘀散结的功效。临床上我们一般根据患者的疼痛部位或不适症状，采用艾炷进行穴位艾灸，常用穴位为内膝眼、犊鼻、阿是穴、命门、腰阳关、肺俞、脾俞、肾俞、大肠俞等。使用时，将艾炷一头点燃，并将其置于皮肤表面腧穴上方 2～3cm 处往复回旋地移动，熏烤使患者局部有温热感而无灼痛为宜，一般每处灸 5～7 分钟，至皮肤红晕为度。临床上艾灸常配合针刺治疗关节疼痛。除常用穴位外，可根据发病部位选取配穴：上肢疼痛，可选臂臑、肩髃、外关、合谷、天井；下肢疼痛，可选梁丘、阳陵泉、申脉、犊鼻、解溪。一般留针 20 分钟，然后选用艾盒或艾炷选穴行艾灸疗法。通过艾灸的温热刺激，可以增强患者体质，起到温通、温补的作用。

治 疗 攻 略

为了避免走弯路，什么情况下需要选择西医治疗、哪些情况又该选择中医治疗呢？

众所周知，本病所累及的范围非常广泛，既然中西医各有优势，那么作为普通病人来说该如何正确选择呢？

我想很多病人都会有如上的疑惑。虽然中西医理论各不相同，但二者其实并不可完全分割开来。很简单的一个例子，雷公藤作为一种传统中药，那么在本病的治疗中，你无法明确它到底是中医疗法，还是西医疗法，因为中西医在很多时候，往往需要融会贯通。每个人病情不一样，对药物的敏感性又各不相同，因此，关于中医还是西医的选择问题，难以用统一的标准去指导大家，但最为稳妥的做法是，病人一定要听从你的主管医生的建议，因为只有他对你的病情最有发言权。

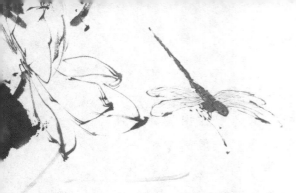

第3章　系统性红斑狼疮的调养与康复

中 医 诊 室

　　经过上述中西医的治疗后，李大姐的女儿小云脸上红斑已经消退，手脚也不那么疼了，头皮也长出细细的发丝，李大姐带着女儿再次来到医院，兴奋地握住英萍医生的双手，非常感谢英萍医生多日来的关照。英萍医生见了小云后，发自内心的替她高兴，因为她跟第一次见面时的容貌简直判若两人。正当母女俩快要走出诊室时，却被英萍医生叫住了，英萍医生语重心长地说："这个病三分治七分养，你们终身都需要为了避免疾病复发而奋斗，所以你们未来还有很长的路要走。"李大姐的神色瞬间变得凝重紧张起来，并急切地追问道："我们要怎么做才能避免疾病反复呢？复发有什么表现吗？我们饮食方面有什么需要注意的吗？"英萍医生情深意切地说："你刚刚一系列的问题，也正是我要格外对你们强调的，如果你们娘俩不着急回去的话，我很乐意为你们解答这个疾病到底该如何调护。"

第一讲　日常调护

1. 如何树立信心，战胜自我？

李大姐：我女儿得了这个疾病，我们不知如何是好了，我女儿是不是已经被提前宣告死刑了？

英萍医生：首先，你这么想肯定是不对的，其实，现实中还有很多跟你一样的病人，可他们却同样生活得多姿多彩。所以，千万不要丧失信心，SLE虽然是一种慢性结缔组织病，但它并不是什么不治之症，更不是癌症。即便是癌症，带癌生存也是大有人在的，更何况当前咱们先进的医学技术，已经可以做到早期诊断、早期治疗，并且它是可以控制的。因此大家务必要树立起与疾病斗争的坚强信心，保持乐观的情绪，这样才有利于疾病的恢复。此外，大家还要克服的关键的一点就是"爱美之心，人皆有之"的思想包袱。红斑狼疮病人常伴有脱发、面部皮疹，如果长期使用糖皮质激素，还很有可能会出现肥胖、满月脸、水牛背等外表上的变化，加上长期疾病折磨，特别是SLE患者大多是年轻女性，很可能会感到无脸见人，思想包袱沉重，甚至悲观厌世。长期的心理失衡，对该病治疗及恢复十分不利。患者如能正确对待自己的疾病，克服心理障碍、正确及时治疗，以上诸多表现均是暂时的。最后，还想再强调一点，如果你是患者的家属、朋友、同事，特别是亲人，那么更要关心照顾好患者，精神上要多加鼓励，使患者保持乐观的情绪，促使患者早日恢复健康。

2. 夏天到了，我们该怎么办？

李大姐：我女儿真的不可以晒太阳吗？晒太阳以后会长红斑吗？她白天上街怎么办？

英萍医生：夏天紫外线照射确实强烈，所以大家应尽量减少室外活动，如一定要出门，务必做好防晒措施，如穿长袖衣服、打伞、戴遮阳帽等，涂抹防晒霜的效果因人而异，对部分人也许会有效果。但为了减少疾病复发，大家在预防紫外线照射的问题上，还是谨慎小心为好，即便紫外线不过敏也要注意防晒。狼疮病人一生当中大部分时间都是在防复发，而防复发最关键的一点就要尽可能避免接触可能诱发或加重病情的危险因素，而紫外线恰恰就是常见诱发因素之一。如果你老是钻空子，在危险因素的边缘徘徊，那谁能担保你次次都能安然无事？至于紫外线是否过敏，只有你接触了过敏原才能知道，因此大家千万不要铤而走险，否则必然会得不偿失的。

3. 面部皮疹，日常如何护理？

李大姐：我女儿面部长了很多大大小小的斑，有没有什么好的办法来改善容貌呢？

英萍医生：皮疹是这个病最常见的症状之一了，常见于面颊和鼻梁部位呈蝶形红斑，也可出现在身体其他暴露部位，如颈部、手臂、耳廓及前胸。有的人受日光或其他来源紫外线照射后，在皮肤暴露部位出现红色斑丘疹或使原有皮疹加重，这种现象称为"光过敏"。出现的皮疹很容易同时伴有瘙痒、灼热或疼痛，同时皮疹也可由暴露部位向非暴露部位蔓延。为什么会出现这种现象呢？因为紫外线可刺激机体免疫系统，产生全身免疫反应，从而诱发狼疮发作。因此，我们再一次强调，应注意避免日光及紫外线照射，以免诱发或加重病情。但即便大家出现了红斑，也并不一定意味着无法可医，下面就讲一讲日常生活中大家如何护理皮肤的一些简单方法。

（1）经常用清水洗脸，保持面部清洁。洗浴时避免使用碱性较强的皂液，可以用质量好的洗面奶及中性浴液，尽量不用化妆品及油膏。选用护肤品时要先试一试是否过敏，以减少对皮肤的刺激，减轻或避免诱发更多的皮疹。

（2）用30℃左右的温水湿敷红斑处，每日三次，每次30分钟，可促进局部血液循环。当然了，条件允许的前提下，也可以用加湿器熏蒸面部皮肤。

（3）一年四季都要避免阳光直接照射皮肤。日光最强时，尽量不要外出。平时外出时要戴遮阳帽或打遮阳伞，穿长袖衣服，注意上衣领口不要过大，以防皮肤过多暴露。开车时也要注意手臂皮肤的防护。

（4）可以适当使用防紫外线的护肤品以减轻紫外线的照射。

（5）工作、居住环境要避免阳光直射。常用的工具、家具不宜置于窗户旁。

（6）冬天外出时也要戴帽子、围巾，以防止面部皮肤冻伤，减少诱发因素。

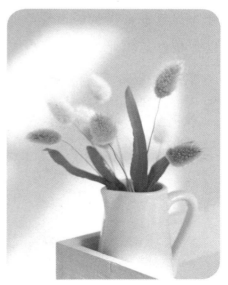

4. 得了本病，有什么忌口的食物吗？

李大姐：我女儿生病后，生活中哪些食物是她不能吃的吗？吃了这些食物，对她有哪些危害吗？

英萍医生：俗话说"病从口入"，我在临床工作中，发现很多人无论是病情活动期，还是稳定缓解期，对自己的饮食应该注意什么都十分的关注，但又并不是很清楚。在此，我们简单地谈一下SLE患者饮食上的注意事项，以求对大家有所帮助。

最容易造成病情复发的食品是虾和螃蟹，但也并不是每个吃虾蟹的患者都会复发，大约有30%的患者因吃虾蟹造成疾病的复发。我经常给患者举这样的例子：你过马路会让汽车撞上吗？你可能回答：不一定。那你过100次呢？如果让汽车撞上一次了，就有生命危险了。那么你吃100次虾蟹，有一次引起复发，那么你的后果很有可能将是你可以买一车虾和螃蟹的代价（指住院花费的钱），而每复发一次，你的病情就会加重一次，治疗难度也加大一次。从理论上讲，凡是能增加皮肤过敏性的食物都能加重皮损的出现，如含有补骨脂素的芹菜、香菇等可以加重红斑。此外，一些病友的经验也可借鉴，如菠菜可以增加尿蛋白，花菜可以加重脱发的进程，但在临床观察此类食物造成发病的并不多。我们观察到，有的患者食用虾蟹一类海鲜可造成红斑狼疮的复发，而鱼类贝类则很少；蔬菜中以韭菜造成的发病最多，所以红

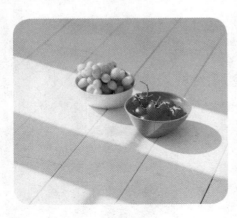

斑狼疮患者应特别注意。另外，不宜饮酒，香烟中的尼古丁可加重血管炎，自然应戒烟戒酒。

5. 哪些药物避免使用？

李大姐：患病后哪些药物我女儿该尽量避免服用，这些药物对我女儿又有哪些危害呢？

英萍医生：诱发红斑狼疮症状的药物其实有很多，如青霉素、磺胺类、保太松、金制剂等。这些药物进入人体，首先引起变态反应，然后激发狼疮或使潜在的红斑狼疮患者发生特发性红斑狼疮，或使已有的红斑狼疮病情加剧，通常停药不能阻止病情发展。

引起狼疮样综合征的药物，如肼屈嗪、普鲁卡因胺、氯丙嗪、甲基多巴、异烟肼等。这类药物在长期大剂量应用后，患者可出现红斑狼疮样症状和血清抗核抗体（ANA）阳性，停药后自动消失，即所谓药物性狼疮。

以上药物都是临床观察的结果，但至于为什么药物会诱发狼疮，大多数都尚无定论。有人认为，这是由于药物进入人体后，可以改变人体细胞使其成为自身抗原，从而诱发产生相应的自身抗体所造成的。所以红斑狼疮病人，不管是在活动期还是在缓解期，都要尽量避免使用上述药物，以免使

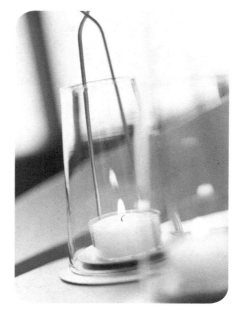

症状加重或引起复发。遇到以下药物更要格外注意。

（1）女性激素类、口服避孕药不能用。它是 SLE 发病的诱因之一。如果月经紊乱或闭经，切不可做人工周期。我有 2 例患者都是因为做人工周期发病和病情加重，对于月经紊乱或闭经可用中药慢慢调理，中药是促使你自身分泌女性激素，慢慢恢复月经周期，这跟用外来合成的女性激素不同。

（2）磺胺类药物不要用。这类药物是抗生素的一种，代表药物有百炎净、泻痢停等。

（3）青霉素类要慎用。有研究显示在严重青霉素过敏的患者骨髓中找到"狼疮细胞"，我也遇到过一例患者因用青霉素发病的。她做过皮试是阴性，但她是慢性过敏反应，输青霉素大约 8 小时后才出现荨麻疹，第三天化验白细胞从 $5.6 \times 10^9/L$ 下降到 $2.8 \times 10^9/L$，且出现尿蛋白（++）。青霉素的种类很多，如阿莫西林、氨苄西林、安必仙、氯唑西林、替卡西林等，遇到时必须十分慎重。

（4）克感敏、扑感敏、感冒清等最好不用。有报道显示，患者病情稳定了 4 年多，一天感冒服了三片克感敏，第二天全身出现过敏性血小板减少性紫癜，尿蛋白（+++）；还有一例患者，病情稳定了 5 年多，因感冒头痛服克感敏 2 片，一夜醒来，面部、前胸出现大片红斑。

（5）肼屈嗪、普鲁卡因、普鲁卡因胺、苯妥英钠、扑痫酮、保泰松、甲基多巴等都有过诱发或加重 SLE 病情的报道。

最后强调一点，上述药物大部分都是相对比较容易加重病情，并不是绝对不允许使用的。在权衡利弊关系后，有的药物还是可以谨慎使用的，但前提是必须在医生的指导下合理使用，并及时反馈服药后的身体变化，大家千万不可以擅自做主，盲目服用上述药物。

6. 得了这个疾病以后，需要远离哪些工作环境？

李大姐：大夫，我女儿想做些简单的工作贴补家用，但我又不知道哪些工作对她会有危害。

英萍医生：SLE 病人是完全可以从事一些力所能及的工作的，保持病情长期稳定，但应劳逸结合。同时更应注意一些不良环境因素会影响到自己的病情，如有机化合物、硅石、高温、日晒等都是诱发 SLE 的危险因素。

新装修的房子，最好过半年以后再居住，油漆工，化工厂，建筑材料，化工品，美容美发店等职位或工作环境都不适合 SLE 人群工作。我曾经治疗过一个年轻的女患者，开始时治疗效果还可以，可是后期效果不明显而且还有不小的反弹。后来才发现她是美容美发店的老板。我们建议她换一个行业。后来她开旅店，疾病恢复明显加快。所以说，生活中特别是年轻女性，最好不要烫发染发。

7. 女性吃激素后出现霉菌性阴道炎怎么办？

李大姐：我女儿现在每天内裤上面有很多分泌物，而且有股难闻的气味，去医院检查，大夫说是霉菌性阴道炎，治疗了一段时间，总是反复，请问有啥好办法吗？

英萍医生：霉菌性阴道炎确实比较难治，也比较缠绵，治好了又犯是经常的事情。长期吃激素和免疫抑制药会使机体免疫功能低下，对外界抗病能力下降，加之外阴不洁，不注意卫生，极易感染霉菌性阴道炎。治疗上有下面几种方法。

（1）局部用制霉菌素，有栓剂和片剂。

（2）口服制霉菌素片。

（3）中药熏洗，具体用药可去中医妇科咨询。

（4）每晚或隔天，在临睡前用 2% ～ 4% 的苏打水冲洗外阴部和阴道，改变酸碱环境。

治疗期间应注意：洗脚盆、洗外阴的盆要分开，不乱用，不借用，用完经常用沸水消毒；勤换内裤，每天洗净后应煮沸消毒、晾干才能再穿；外阴与阴道用药要同时进行；此外治疗期间最好不要有性接触，也可让男方同时治疗。

8. 该如何选择避孕？

李大姐：大夫，我女儿如果过夫妻生活，如何避孕对她来说最有利？

英萍医生：SLE 的人群服用含有雌激素的避孕药可诱发或加重病情。而研究发现口服仅含孕激素的避孕药并不会增加 SLE 复发的机会。因此，大

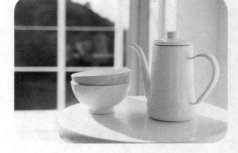

多数妇科专家和风湿病专家主张 SLE 活动期妇女应慎用雌激素，可选择仅含孕激素的避孕药。由于育龄期 SLE 妇女容易合并感染，故不宜使用宫内节育器，而主张用屏障法（包括安全套、阴道隔膜）来达到避孕目的。

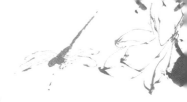

9. 什么样的情况下 SLE 人群可以要孩子？

李大姐：大夫，我女儿还这么年轻，她的红斑也少了，头发也长出来了，像她这样可以生个孩子吗？

英萍医生：的确，做母亲是每个女人完美人生的必经之路，而 SLE 的人群同样是可以怀孕的，但它是有前提条件的。通常，病情稳定一年以上且符合以下三个条件，可在医生指导下怀孕。

（1）处于非活动期 1 年以上。

（2）无脏器病变或经治脏器病变已得到有效控制，尤其是肾脏和脑部病变。

（3）妊娠前，半年以上没有用免疫抑制药，因免疫抑制药可致胎儿畸形。

妊娠后还要定期来复诊，检查病情是否有活动，以及到产科检查了解胎儿发育情况，有无妊娠并发症等。

从妊娠到分娩的过程中仍有可能出现患者红斑狼疮疾病的加重，甚至可能出现早产、流产，所以在此过程中要密切注意患者和胎儿的变化。此外，需要注意以下几点。

（1）患者如果仍服用少量的激素治疗，应避免使用地塞米松片剂，因为地塞米松可能对胎儿有影响，最好采用经济实用的泼尼松片口服。

（2）环磷酰胺（CTX）和雷公藤制剂是治疗 SLE 的常用药物，疗效肯定。但是，两者对性腺的毒性反应比较突出，临床上导致卵巢衰竭的并不少见，一旦出现闭经，即使及时停药，也有部分病人不能恢复月经。因此计划妊娠生育的 SLE 患者，临床上应慎用 CTX 和雷公藤制剂，应用时要注意月经变化，定

期检查性激素水平，如发现异常变化，及时调整治疗，避免发生不可逆的卵巢功能衰竭。

（3）在妊娠过程中，密切注意患者的病情变化，定期查血、尿常规，如果发现患者病情加重和明显的内脏器官损害，宜在加大激素治疗的前提下，立即终止妊娠，待红斑狼疮患者病情控制后，再考虑第二次妊娠。

（4）一般在妊娠后期及分娩2个月，易出现红斑狼疮患者病情加重，分娩后应适当地加强红斑狼疮的药物治疗。

（5）如果红斑狼疮患者血清化验有 SSA 抗体阳性，从妊娠的早期就要密切注意观察胎儿的变化。同时，在分娩后的半年内也要注意新生儿的变化，以便及时发现新生儿狼疮综合征，并做出相应处理。

最后，未经治疗或不小心怀孕的病人，不能自作主张顺其自然发展下去，一定要找专科医生咨询。根据病情需要，决定是否可以妊娠，并取得指导用药，千万不要因小失大，为了一个孩子而舍掉母亲的生命。

10. 怀孕后的用药要注意什么？

李大姐：怀孕后，哪些药物我女儿不能再吃了，如果吃了的话，它会对我女儿跟胎儿有哪些危害？

英萍医生：SLE 人群怀孕后，体内雌孕激素的变化，对于每一个孕妈妈来说，都是一次身心方面的严峻考验，尤其是很多治疗红斑狼疮的药物本身对于胎儿都有很大影响，准妈妈稍有疏忽，都会对母亲及肚子里的小家伙造成难以挽回的后果。那么，我们该格外警惕哪些药物呢？如何保障母婴健康呢？大家在妊娠期间，有必要在风湿科和产科共同随访，严密监视，避免过劳或感染。如果病情不稳定，可应用泼尼松治疗。泼尼松通过胎盘屏障时被灭活，只要剂量在 30 毫克 / 天以下，对胎儿发育无明显影响。而地塞米松则可以通过胎盘屏障直接影响胎儿，所以妊娠期 SLE 患者不应该使用地塞米松。反复流产的 SLE 患者常与抗磷脂抗体阳性有关，需加小剂量阿司匹林治疗。此外抗疟药能积聚于婴儿视网膜，因此在受孕前应停服，硫唑嘌呤、环孢素对胎儿的影响尚缺乏大样本的研究依据。如果病情严重到不得不使用 CTX 或甲氨蝶呤，为了母亲的安全和避免出现畸胎，应终止妊娠。当然了，以上药物的选择都是在专科医生指导下完成的，大家切不可私自做主。

11. 如何选择合适的运动？

李大姐：大夫，您之前说过劳累不利于疾病的恢复，而运动可以提高人的抵抗力。那么，我女儿该如何合理运动才能不至于过度劳累呢？同时，又有哪些运动比较适合她呢？

英萍医生：适当的体育活动的确有助于强身健体，增强免疫力，提高抗病能力。但应该量力而行，视病情轻重来设定运动量。一般不宜参加高强度的运动，比较主张较温和的有氧运动。有氧运动是指不太剧烈的运动，如散步、慢跑、做体操、打太极拳、舞剑、骑车等，它能促使身体吸收大量的氧气，燃烧体内脂肪，从而消耗热量。有氧运动量可按公式"（最大心率－运动前的心率）/2＋运动前心率"来简单判断，通常在 120 ～ 150 次 / 分之间，如果运动后心率超过了这个数值，就可以判断你的运动由有氧运动变成了无氧运动。

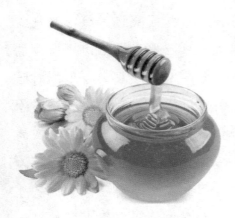

SLE 是一种慢性疾病。大家的损害程度可能轻重不一，在狼疮的活动期，一般都要卧床休息，禁止下床活动。随着狼疮的稳定，疾病的好转，我们才可以适当地增加活动量。

一般来讲，盘状红斑狼疮和亚急性皮肤型红斑狼疮由于没有严重的内脏器官的损害，一般无须卧床休息，只要平时注意在没有好转期间不要太疲劳，不要从事重体力劳动即可。如果有内脏系统的损害如狼疮性肾炎、狼疮脑炎等，则要需要注意休息，尤其是在治疗期间更应该安静地休养一段时间，等病情好转后，可以适量地增加活动量。

人们常说生命在于运动，其实健康也在于锻炼和运动，适当的锻炼无疑有利于疾病的康复。但锻炼也有千差万别，只有良好的锻炼方式才能增进健康，促进疾病的康复，不当的运动则效果不佳，有时甚至有损身体的健康。享受运动的乐趣和获得锻炼的效果是每个人所期望的，更是我们这些广大患者所期盼的。要能享受运动的乐趣，同时获得锻炼效果必须做到以下三点：第一，要选择一种最适合你的、能全面促进身体康复的健康运动方式。第二，最好是能选择一种你感兴趣的，又能长期坚持下去的运动项目。最后一点就是要有恒心，有毅力。在实施自己的健康锻炼计划时，给自己身体有个适应过程，循序渐进。

12. 出现哪些症状是系统性红斑狼疮复发了？

李大姐：大夫，我女儿出院后最怕复发了，复发都有哪些表现吗？

英萍医生：系统性红斑狼疮是一个病程迁延，极易反复的自身免疫性疾病。因激素使用不当，紫外线照射，各种感染，食物、药物过敏等各种因素都会引起复发。那么，怎么判断自己是否复发了？当出现下列情况时要考虑复发。

（1）原因不明的发热，非感冒等感染疾病所致。

（2）出现新的皮疹。

（3）关节肿痛再次发生。

（4）口、鼻黏膜反复发生溃疡。

（5）出现白细胞、红细胞、血小板减少。

（6）出现尿蛋白或蛋白尿增多。

（7）出现头痛，特别是抽搐或癫痫发作等神经系统症状。

（8）出现心慌、呼吸困难、X线胸片有胸腔和（或）心包积液。

（9）血沉＞20毫米/小时，排除其他原因。

（10）抗dsDNA升高或补体C3下降。

上述10条有2条以上应尽早到医院检查，请医生分析确定，并早期治疗。

13. 狼疮控制了，肾炎就好了吗？

李大姐：大夫，我女儿得狼疮以后，自己之前并没有重视，目前肾脏已经有蛋白尿了，是不是只要狼疮控制了，肾脏问题就好了？

英萍医生：系统性红斑狼疮最常损害的内脏就是肾脏，肾脏损害的程度可通过肾穿刺做病理分型确定。狼疮病理分六型，Ⅰ～Ⅲ型在合理的治疗下可以恢复，但是恢复程度因人而异，Ⅳ、Ⅴ型都属难治型肾炎，基本是不可逆的，合理治疗有效的也可能会遗留少量尿蛋白。也就是说，狼疮控制的前提下，要看狼疮对肾脏损害的程度如何。损害轻的狼疮肾所引起的症状有可能恢复，因为肾脏轻度损害时，未受损的肾组织会代偿受损组织工作，不影响正常的生理活动，但也要坚持治疗，因为系统性红斑狼疮是终身性疾病，对肾脏的损害也是终身的，需要终身用药维持治疗。虽然损害基本是不可逆的，但也需要合理治疗，控制肾脏损害进展。

14. 狼疮肾患者平时要注意什么呢？

李大姐：大夫，狼疮侵犯了肾脏，可又不想透析，该怎么办？

英萍医生：狼疮性肾炎是 SLE 累及肾脏所引起的一种免疫复合物性肾炎，是 SLE 主要的并发症和主要的死亡原因。那么，狼疮性肾炎患者在日常生活中要注意哪些因素呢？

首先，对疾病不要恐惧、担忧，精神上不要紧张，保持心情放松，树立和疾病作斗争的信心。同时，家庭的关怀、体贴和精神鼓励对病情的稳定也很重要，因为对 SLE 患者精神因素的研究表明：精神紧张或应激状态可通过神经和内分泌系统引起免疫系统紊乱，促发或加重狼疮性肾炎。狼疮性肾炎活动阶段必须卧床休息，积极治疗，在病情控制后完全可以适当参加一些力所能及的工作，学生可复学。女性患者在医生的指导下还可以生育。工作和生活中要避免重体力劳动、过度疲劳，生活要有规律，保证充足的睡眠。在寒冷季节应注意保暖，冬天外出戴好帽子、口罩，避免受凉，尽量减少感冒等感染性疾病，因感染肯定能诱发狼疮活动或使原有病情加重。狼疮肾患者平日需注意多休息、多喝水、多排尿、低盐饮食，及时监测血压及肝肾功能的变化。饮食上要以优质蛋白为主，这里的优质蛋白主要指动物蛋白，如瘦肉、蛋类、奶。最后，避免服用肾毒性药物以及成分不明的药物或保健品等。

15. SLE 人群能不能打防荨麻疹疫苗？

李大姐：我听说打疫苗可以提高免疫力，我女儿打疫苗以后是不是就不会感冒了？这样就不容易复发了？

英萍医生：你这个想法很不科学，因为 SLE 是免疫系统紊乱引起的疾病，打疫苗的话可能会刺激免疫系统，引起病情的不稳定，因此，通常情况下，从狼疮的角度上建议是尽量不打的。

16. 平时如何避免雷诺现象的发生呢？

李大姐：我女儿手上的皮肤经常发白，可是不一会就变红了，我很担心，是不是疾病复发了？

英萍医生：通过你的症状描述，很有可能是雷诺现象，它主要表现是甲床、手指及足趾苍白或变紫，而后变红。这是四肢末端小动脉痉挛引起的。雷诺现象常因寒冷、情绪变化等因素诱发。所以大家平时应注意以下几点。

（1）保持平和的心态，遇事冷静处理，防止情绪变化。

（2）预防寒冷，冬天穿棉衣、厚袜，防止手足冻伤。外出

时注意保暖，戴帽子、围巾，穿长羽绒服或棉服，以免因寒冷影响手足的血液循环。

（3）每天可用温水泡手泡脚 1～2 次，每次 20 分钟，或每日温水浴以促进手足及全身的血液循环。

（4）可做热疗，冬天可用热宝等。

（5）居室宜暖和，夏天室内尽可能用自然风，如使用空调，室内温度应在 28℃以上。

（6）吸烟、饮咖啡可使血管收缩，应尽量避免。

（7）必要时遵照医嘱使用扩张血管、改善微循环的药物。

17. 出现了口腔溃疡，该怎么办？

李大姐：大夫，我女儿最近经常出现口腔溃疡，很痛苦，严重的时候连吃饭都困难。请问大夫，有没有减少口腔溃疡的好办法？

英萍医生：咱们这个群体 18%～54% 的患者伴有口腔黏膜溃疡，可为 SLE 的首发症状，多发于硬腭或软腭处、鼻黏膜处甚至呼吸道黏膜。溃疡常常是无痛的，仅在仔细查体时被发现。也有一部分患者溃疡可从小而红逐渐发展至大而深、有触痛，溃疡可数个不等，也有少数患者出现布满口腔及口唇的溃疡，疼痛剧烈而影响进食。自我护理的方法有：

（1）平时要保持口腔清洁，早晚刷牙，进食后用生理盐水漱口，防止食物残渣在口腔内存留、发酵，使口腔溃疡加重或引起新的口腔溃疡。

（2）口腔溃疡比较严重、疼痛的患者一定要到医院就诊，遵照医嘱口服一些维生素类药物，或喷涂西瓜霜、口腔溃疡散以及使用漱口液等，这些可以起到消炎止痛、促进溃疡愈合作用。

（3）饮食上应注意食物要温、软，避免过热、较硬食物，如热汤、坚果类等，以避免刺激、碰触溃疡部位，引起疼痛或加重溃疡。

（4）加强营养，黄、绿色蔬菜中维生素B、维生素C的含量较多，适当食用可以预防或减少口腔溃疡的发生。

只要患者保持良好的心态，积极配合医生进行治疗，这些症状会随着疾病的控制而减轻或完全缓解。

18. 如何区分系统性红斑狼疮感冒还是疾病复发？

李大姐：大夫，我女儿最近会时不时发热，请问是狼疮复发了，还是仅仅是普通感冒发热呢？

英萍医生：自身免疫性疾病患者进入稳定期之后，发热是最常出现的症状之一。引起发热的原因可能有多种，但最主要的是免疫性发热和感染性发热。

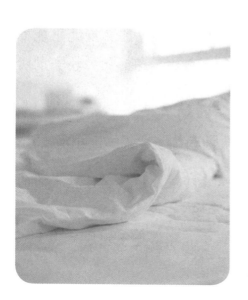

当病情出现了复发和反弹，发热是最常出现的症状。自身免疫性疾病患者由于长期应用糖皮质激素和免疫抑制药，抵抗力降低，出现各种感染的概率也高。如果是自身免疫性疾病的反弹，应该及时增加激素的用量。如果是感染性疾病造成的发热，应该及时应用抗微生物药物。众所周知，

糖皮质激素会造成感染的扩散，而一些抗感染药物会加重自身免疫性疾病的病情。两种治疗有着明显的矛盾，如果采取治疗的针对性是反向的，势必会增加病情的复杂性。因而尽早区别这两种不同原因的发热极为重要，以避免误诊误治。

鉴别两种发热的方法并不复杂：对糖皮质激素的反应可以成为两者的"试金石"。

免疫性发热一般都表现为典型的弛张热，但有明显的时间特征。发热、退热和服用糖皮质激素的时间有关。缓解期服用维持量激素的患者，在应用维持量激素之后的 4 小时，在不服用退热药的情况下也会出现明显的退热，即使是较小的维持剂量也会出现明显的退热作用。而感染性发热在服用维持量激素后 4 小时左右，不会出现明显的退热。

在明确了发热的原因之后，解决办法也相对简单了。解决免疫性发热的方法是调整激素的用量和给药节律，合理的调整激素应用之后会很快退热；而感染性发热的解决办法是抗感染治疗。以上内容仅仅是初步判断，临床上还需要依赖血常规、分泌物培养等检测以进一步明确病情。所以，当你女儿出现不明原因发热，依然建议你向临床医生咨询，通过相关检查以明确诊断。

19. 狼疮病人引起脱发的原因有哪些呢？如何区分？

李大姐：大夫，我女儿每天早晨醒来，枕头上、卫生间的地板上到处是头发，跟这个疾病有关吗？

英萍医生：自身免疫性疾病的病人经常会出现脱发现象。原因如下。

（1）疾病本身侵及了生发层。

（2）通过治疗，病情达到稳定后，新的毛发萌生，此时要将旧的毛发顶替。

（3）应用免疫抑制药以后的副作用所引起。

因为病情活动而引起的脱发，需要用药治疗狼疮，第三种原因在停药后脱发的症状会逐渐消失。病情稳定期间突然广泛脱发加之其他病情活动症状出现，属第一种情况。开始应用免疫抑制药后的脱发是前两种并存的。通过一段时间的治疗，其他症状逐渐稳定后，属第二种或后两种情况。如停药（免疫抑制药）后其他症状消除，且有新的细毛发长出，则属最后一种情况。

第二讲　食物疗法

1.饮食疗法对于治疗疾病的重要性如何？

李大姐：食物与我女儿的疾病有什么关联吗？

英萍医生：饮食调养对 SLE 病情的发生发展起着重要的作用。一方面，有些食物可诱发或加重 SLE 的病情，如含补骨脂素的食物具有增强 SLE 病人对光敏感的潜在作用，含联胺基团的食物可诱发 SLE，含刀豆素的食物也与 SLE 的发病有关。另一方面，SLE 患者因长期服用激素类药物，易产生一系列毒副作用，常见的有肥胖、高血糖、高血压、高脂血症、骨质疏松、胃肠道溃疡等，进而影响生活质量。所以，SLE 患者在日常生活中要格外重视饮食调养，在尽可能避免食用增强光敏感性的食物的同时，还应遵循低盐、低糖、低脂、高钙及优质蛋白饮食的原则，选择清淡、易消化、新鲜的食物。但也不可听信不科学的传言，认为患了SLE就这也不能吃，那也不能吃，拼命限制饮食，造成机体营养不良，从而削弱了抗病能力。

2. 食物中，营养的构成是怎样的？

李大姐：食物中的营养是怎么分类的？

英萍医生：在日常饮食中，人们从食物中获取的主要营养成分有：碳水化合物、脂肪、蛋白质、维生素、矿物质及微量元素、水等七大类，其中碳水化合物、脂肪、蛋白质被称为三大营养素。

（1）三大营养素的功能和食物来源

①糖类（也称碳水化合物）

种类：单糖（葡萄糖、果糖、半乳糖）、双糖（蔗糖、乳糖、麦芽糖）、多糖（淀粉、糖原、膳食纤维，后者还分为可溶性纤维和不可溶性纤维）。

功能：是人体能量的主要来源，每克碳水化合物可产生4千卡热量；帮助脂肪在体内燃烧；帮助人体本身蛋白质在体内的合成。

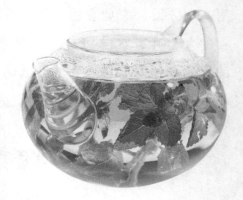

来源：谷薯类（麦、谷、高粱、玉米、面粉、面包、面条、土豆、绿豆、红豆、豌豆、莲子等）、果蔬类（水果、蔬菜等）。

②脂肪

种类：饱和脂肪（猪油、奶油、奶酪、乳脂、椰子油等）、单不饱和脂肪（橄榄油等）、多不饱和脂肪（坚果、大豆、鱼油、植物油等）。

功能：提供热量的主要物质，每克脂肪产生9千卡热量；供给必须脂肪酸；促进脂溶性维生素的吸收；增加膳食的可口感、饱胀感。

来源：可见脂肪（动物油、植物油、奶油、肥肉、鸡皮、肉皮等）、不可见脂肪（糕饼、蛋糕、巧克力、薯片、奶制品、坚果、酥梨、橄榄等）。

小贴士：每日脂肪摄入量超过100毫克者，称为高脂饮食；每日脂肪摄入量低于50毫克者，称为低脂饮食。

③蛋白质

来源：动物蛋白（瘦肉、蛋类、鱼类）、植物蛋白（豆类、豆制品）。

小贴士：来源于动物的蛋白质生理效价高，利用率好，称为优质蛋白，如牛奶、蛋、鱼、鸡肉、牛羊肉等。植物中仅大豆蛋白质含量高，生理价值与肉类相当，属于优质蛋白，如黄豆、黑豆、青豆等。对于狼疮肾的人群，多提倡食用上述蛋白质，但要适可而止，过多食用会加重肾脏负担，其中豆类虽属优质蛋白，但对于狼疮肾人群是否鼓励食用尚有争议。此外，豆类多含有异黄酮，它是植物雌激素的典型代表，而且既往曾有报道显示，男士短时间大量进食豆浆会造成男性乳房发育，而雌激素本身就与狼疮的发病有关联，故谨慎起见，还是尽量减少豆制品的摄入，尽可能以动物蛋白为主。

功能：人体内最重要的营养素；构成身体组织的必需物质；构成体内激素、酶、抗体及其他调节生理功能的物质；促进生长发育；供给热量，每克蛋白质产生 4 千卡热量。

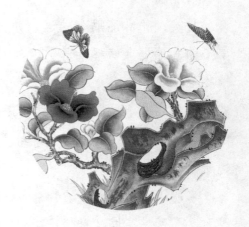

（2）三大营养素在膳食热量中的分配：糖类、脂肪和蛋白质是膳食热量的主要来源。我国传统膳食以谷类为主，糖类提供的热量占 80% 左右。热量消耗大者，膳食中由糖类供给的热量可以高达 85% 以上。食入糖类过大，可影响其他食物的摄取，造成膳食的不平衡。根据三大产能营养素的比例系数合理地进行能量分配：糖类占 1 日总热量的 55% ～ 65%；脂肪占 1 日总热量的 20% ～ 30%；蛋白质占 1 日总热量的 10% ～ 15%。总之，三大产能营养素比例之和为 100%。

（3）膳食中营养的平衡：膳食中营养不平衡将导致身体发生很多问题。在贫困的发展中国家存在严重的营养缺乏病，常见的有：蛋白质缺乏导致的营养不良，维生素 A 缺乏导致的夜盲症，铁元素缺乏导致的缺铁性贫血；而在富裕的发达国家，则存在因营养素摄取过多导致的高脂血症、冠心病、动脉硬化、脂肪肝，盐摄取过多导致的高血压，糖摄取过多导致的龋齿等。随着社会的不断进步，人民的生活水平日益提高，为了确保人民的身体健康，我国制订了《中国居民膳食指南》。具体包括：①食物多样，谷类为主；②多吃蔬菜、水果和薯类；③常吃奶类、豆类及其制品；④经常吃适量鱼、禽、蛋、瘦肉，少吃肥肉和荤油；⑤食量与体力活动平衡，保持适宜的体重；⑥吃清淡少盐的膳食；⑦若饮酒应限量；⑧吃清洁卫生、不变质的食物。

平衡的膳食要求满足人体对各种营养素的需求，具体包括：①充分的热能；②足够的蛋白质；③适量的脂肪；④充足的无机盐、维生素；⑤适量的膳食纤维；⑥充足的水分。

3. SLE 人群该遵循哪些饮食调养原则？

李大姐：我女儿该坚持什么调养原则吗？

英萍医生：SLE 多见于育龄期妇女，此时正是人生中最活跃的时期。有的患者一旦知晓自己患了 SLE 以后，从此一蹶不振，对生活丧失信心；或者处处过于小心，这也不敢吃，那也不敢做，生活再也没有乐趣。而有些患者却正好相反，处处大大咧咧，导致疾病的反复。部分 SLE 患者有过敏体质，对日光或某些食物过敏，有的人轻信不科学的传言，认为患 SLE 这也不能吃那也不能吃，或因害怕服用激素变得肥胖而拼命限食、节食，造成机体营养不良，免疫力衰退，削弱机体的抗病能力而加重病情。实际 SLE 患者只要及时诊断和正确治疗，根据病情的轻重及并发症的不同，合理安排自己的饮食起居，掌握饮食调养原则，大都能取得较满意的效果，使病情能长期缓解并保持稳定，像正常人一样工作和生活。

红斑狼疮的一般饮食调养原则如下。

（1）补充足够的热量：用于满足正常的生理功能和活动。

（2）优质蛋白饮食：有肾脏损害的 SLE 患者常有大量蛋白质从尿中丢失，易引起低蛋白血症，因此必须补充足够的优质蛋白,可多饮牛奶,多吃鸡蛋、瘦肉、鱼类等富含蛋白质的食物。

(3)低脂饮食:SLE患者活动少,消化功能差,长期服用激素易导致高脂血症,故宜吃清淡、易消化的食物,不宜食用含脂肪较多的油腻食物。

(4)低糖饮食:因SLE患者长期服用糖皮质激素,易引起类固醇性糖尿病及库欣综合征,故要适当控制饭量,少吃淀粉类食物,少吃含糖量高的食物。

(5)低盐饮食:应用皮质激素或有肾脏损害的SLE患者易导致水、钠潴留,引起水肿,且盐摄入太高会导致高血压、脑卒中、萎缩性胃炎、胃癌,加重肾损害。因此,我们主张SLE患者低盐饮食。正常人每日摄盐量应小于8克,高血压、狼疮性肾炎患者每日摄盐量应小于6克,一般为3~5克。但高温作业者或夏季汗出过多时可适当补充盐水。

(6)补充钙质:SLE患者长期服用糖皮质激素易造成骨质疏松,需补钙予以预防。

4. 当面部红斑、皮肤血管炎明显时,该如何选择食物?

李大姐:哪些食物对红斑有好处?

英萍医生:有面部红斑、口腔溃疡及皮肤血管炎的SLE患者,尤其是抗SSA抗体、抗dsDNA抗体阳性的患者,多有光过敏,日常生活中除了注意低盐、低脂、低糖、优质蛋白、补钙饮食外,还应注意以下几点。

(1)不食用或少食用具有增强光敏感作用的食物:无花果、紫云英、油菜、黄泥螺以及芹菜等食物具有增强SLE患者光敏感的潜在作用,食用后应避免阳光照射;蘑菇、香菇等蕈类和某些食物染料、烟熏食物及烟草有诱发 SLE 的潜在作用，也尽量不要食用或少食用。

（2）补充维生素：胡萝卜、维生素 A 具有避光及抗氧化活性的作用，可用于治疗皮肤型狼疮、日光疹等；鱼油可降低血小板聚集，抑制单核细胞和多形核细胞产生炎症反应，还可降低甘油三酯，提高高密度脂蛋白水平；维生素 E 可加快溃疡创口的愈合；维生素 D 可促进钙的吸收，防治骨质疏松；维生素 C 可抗氧化、抗过敏、增强免疫力、预防感染。

5. 当有肾炎的时候，该如何选择食物？

李大姐：哪些食物对肾脏有帮助？

英萍医生：肾功能不全的 SLE 患者，饮食上除了需要注意蛋白质与热量的摄取外，还要注意盐分与水分的控制。

（1）蛋白质的控制：由于狼疮性肾炎致大量的蛋白质丢失（每个病人每日平均要丢失 2 克左右），导致血液中蛋白质的含量下降，造成营养不良，机体免疫力降低。因此，SLE 患者每日必须补充一些优质蛋白来维持机体的蛋白质平衡。但是，蛋白质摄入太多会加重肾小球硬化，加速肾功能恶化。因此，蛋白质的需要量应依病情状况及治疗方式而定，限制蛋白质的同时，必须有充足的热量补充，蛋白质才能得到良好的利用。因此，狼疮性肾炎患者在饮食上要以高品质、高利用率的优质蛋白（蛋、牛奶、肉类、

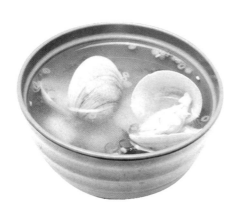

鱼类）为主，且宜限制面筋制品（面肠、豆轮）、坚果类（花生、瓜子、核桃、腰果、栗子）及干豆类（红豆、绿豆、菜豆、毛豆、蚕豆、豌豆）的摄入。

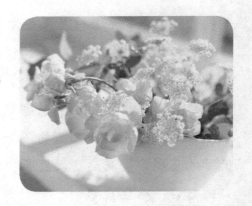

（2）补充足够的热量：一般在限制蛋白质摄入量的情况下，容易使热量的摄入不足，可选择一些低蛋白淀粉类的点心，如冬粉、莲藕粉、西谷米、太白粉、地瓜粉来取代一部分的米饭及面食。

（3）低盐饮食：由于狼疮性肾炎患者肾脏缺血，可使肾脏分泌肾素，激活肾脏 RASS 系统而产生高血压。同时由于排钠功能的减退，使水、钠潴留，更加重了高血压。所以 SLE 患者要限制钠盐的摄入量，一般每日在 3 克左右。

（4）低磷饮食：磷摄入太多会加重肾脏负担，一般每日磷的摄入量应小于 600 毫克。动物内脏含磷量高，狼疮性肾炎患者应尽量少食用。

（5）补充钙质：由于狼疮性肾炎患者肾脏合成 $1,25-(OH)_2D_3$ 障碍，易造成钙吸收不良，产生骨质疏松，故每日补钙量应大于 800 毫克，同时要补充一些活化的维生素 D 来帮助钙的吸收。

6. 当有骨质疏松的时候，该如何选择食物？

李大姐：哪些食物对骨质疏松有帮助呢？

英萍医生：SLE 患者因长期服用激素易导致骨质疏松、病理性骨折，甚至无菌性骨坏死。饮食中应补充适量的钙和维生素 D。每日钙需要量正常人为 400 ～ 1000 毫克，老年人为 1000 ～ 1500 毫克，孕妇为 1500 毫克，服用激素者每日钙摄入量应更多些。

（1）多食含钙高的食物：如牛奶、鱼、乳制品等。

（2）多食含维生素 D 高的食物：如沙丁鱼、青鱼、鳜鱼、牛奶、鸡蛋等。

（3）控制磷的摄入：每日摄入 1 ～ 1.5 克磷即可，过量会抑制钙的吸收。内脏、肝脏含磷量极高，应避免摄入太多。

（4）适量优质蛋白质饮食：蛋白质摄入增加会导致尿钙排出增加。

（5）其他：咖啡中的咖啡因会减少钙的吸收，应避免摄入过多。大豆中的异黄酮有助于钙的吸收，亦可少量食用。

7. 当有胃溃疡、胃炎的时候，该如何选择食物？

李大姐：哪些食物对胃溃疡有帮助？

英萍医生：SLE 患者由于长期服用泼尼松和免疫抑制药等药物，会引起胃肠道反应，其中最多见的就是恶心、呕吐、腹胀，甚至腹痛、黑粪。不同的药物对胃肠损害的程度不同，泼尼松主要是增加胃酸分泌和对胃黏膜的直接刺激，使胃保护层变薄；环磷酰胺、硫唑嘌呤、甲氨蝶呤等免疫抑制药则干扰胃肠细胞分裂和修复，而引起恶心、呕吐。

（1）通过下列方式可减轻胃肠道反应：①多饮水，多饮水可降低药物在胃肠中的浓度，从而减轻刺激。②饭后服药，这样食物能保护胃黏膜。③使用胃黏膜保护药，如硫糖铝制品和抗酸制剂。④使用多潘立酮（吗丁啉）、甲氧氯普胺（胃复安）

等胃肠动力药来减轻症状。

（2）可通过以下饮食原则进行调理：①采用少食多餐法，即把每日三餐改为每日六餐，使胃中总有食物存在，从而减少药物对胃黏膜的直接刺激。②应选择清淡、少油、少刺激性、易消化的食物。③禁食或慎食肥肉、奶油、煎炸的食物、辣椒、洋葱、咖喱、胡椒粉、芥末、浓茶、浓咖啡等。④禁烟、禁酒。

8. 当有糖尿病的时候，该如何选择食物？

李大姐：糖尿病病人又该如何饮食呢？

英萍医生：得了本病以后，很多人都会服用激素，而激素很容易造成糖脂代谢紊乱，再加上部分患者行动不便，缺少运动。所以，大家很容易会合并有糖尿病的问题。那么，得了糖尿病以后，日常生活中又该如何做到合理膳食呢？我觉得，最关键的有两个方面，一个是控制碳水化合物的摄入，另一个就是严格控制体重。首先，糖类的摄入直接关系到患者的血糖高低，因此我们要少食多餐，这么做既能避免人体血糖的大范围波动，同时又可以减少因进餐时间间隔过长而导致低血糖的发生。可能有的患者是个吃货，实在管控不住自己的嘴，那么比较折中的办法就是适当增加蔬菜类、肉蛋奶类食物，因为这些食物既

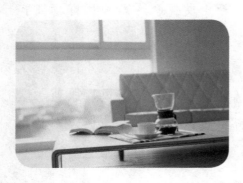

可以增加人体的饱腹感，而又不会大幅度升高血糖。当空腹血糖控制在 7 毫摩尔/升以内时，大家可以在两餐中间进食少量水果。刚才讲到了，还有另外一个关键问题，那就是体

重，肥胖的人绝大多数是体脂超标，而脂肪却是参与胰岛素抵抗的重要危险因素之一。换言之，脂肪会"吃掉"体内部分的胰岛素，这样势必会造成血糖的进一步升高。服用激素以及包括胰岛素在内的很多降糖药物本身就会造成体重增加，因此，日常控制体重，就变得尤为重要了。

9. 怀孕了以后，该如何选择食物？

李大姐：哪些食物有利于孕妇呢？

英萍医生：SLE 患者在怀孕前应有充分的思想准备，有 10%～30% 的 SLE 患者在妊娠中或产后数月内会出现病情复发甚至恶化。另外 SLE 对妊娠也有影响，主要是异常妊娠，常见的有流产、早产、死胎、胎儿宫内营养不良所致的宫内发育迟缓等。尤其是血清抗磷脂抗体阳性的 SLE 患者妊娠后，更易发生流产和胎死宫内。因此，SLE 患者应该在专科医生指导下，掌握妊娠时机，做好孕期保健，要特别注重饮食起居调理，以保证供给胎儿足够的营养，顺利分娩出健康的小宝宝。

（1）提供充足的热量：妊娠 5 个月后，每日需要的能量增加 839 千焦（200 千卡）。但在妊娠的最后 2 个月，孕妇的体力活动量有所减少，能量增加不要太多，以免胎儿太大，增加难产的机会。

（2）摄入充足的蛋白质：妊娠后 5 个月，蛋白质供给量每日要比正常人多 15～25 克。

（3）补钙：孕妇每日应摄入 1.5～2 克的钙，以保障胎儿骨骼的发育。

（4）补铁：孕期铁的需要量增加。一方面，母体血容量增加造成妊娠生理性缺铁性贫血；另一方面，胎儿本身造血及肌肉组织需要铁外，还储存部分铁在肝脏以供出生后 6 个月的消耗。因此，孕妇应注意补铁，每日供给量为 28 毫克。

（5）适当补充其他微量元素及维生素：如锌、硒、碘、维生素 A、维生素 B_1、维生素 B_2、维生素 C、维生素 D、胡萝卜素、叶酸等。

10. 这些食物，该吃多少比较合适呢？

李大姐：吃多少比较合适呢？

英萍医生：古语有"五谷为养，五菜为充，五畜为益，五果为助"，我们的祖先早已形象地描述了不同食物对身体的不同作用，只有食用搭配合理的多种食物才有利于健康。对于 SLE 病人而言，饮食不当常可诱发或加重病情，什么食物能吃，什么食物不能吃，怎样才能使每日摄入的食物既能满足身体对热量、营养素的需要，又对控制病情有所裨益，他们常常无所适从。为此，我们为 SLE 病人提供了不同的饮食调养方案，目的是让患者根据自己的病情特点，在日常生活中学会对食物的正确选择和合理搭配，做出既好吃，又有防治疾病作用的美味佳肴，充分享受生活的乐趣，使自己成为一名真正的"美食家"。

食物的选择、热量的计算及食品交换份法如下。

（1）红斑狼疮患者的食物选择

①食物按来源可分为动物性和植物性两大类。

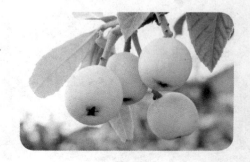

动物性食物：畜肉类、禽肉类、鱼虾类、蛋类、奶类、动物油脂类等。

植物性食物：谷类、豆类、坚果类、蔬菜及水果类、植物油等。

②食物按酸碱度可分为成酸性和成碱性两大类。

成酸性食物：畜肉类，禽肉类，鱼虾类，蛋类，谷类，坚果中的花生、核桃、榛子等。

成碱性食物：各种蔬菜、水果、豆类、奶类、坚果中杏仁、栗子等。

③ SLE 病人平衡膳食的要求：热量的摄入与消耗应保持平衡，以维持标准体重。饮食中三大营养素（碳水化合物、脂肪、蛋白质）占总热量的比例要合理。营养素之间配比要合理。成酸性食物与成碱性食物之间要保持平衡。

（2）红斑狼疮患者全日所需热量及三大营养素量的计算

①全日所需热量的计算：SLE病人应根据病情及病人的身高、体重、年龄、活动量等情况计算全日所需热量。

计算公式：每日所需热量＝标准体重（千克）×工作量

公式中标准体重（千克）＝身高（厘米）－105

工作量是指每日每千克体重所需的热量，不同体力劳动强度每日每千克体重所需热量如下：轻体力劳动每日每千克体重所需热量为 20～30 千卡，中等体力劳动每日每千克体重所需热量为 30～35 千卡，重体力劳动每日每千克体重所需热量为 35 千卡以上。体力劳动强度等级见表 3-1。

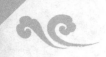
表 3-1　体力劳动强度等级表

劳动强度等级	具体劳动
极轻体力劳动	工作以坐着为主，如办公室工作，组装和修理收音机、钟表等工作，业余可有一定的文化活动
轻体力劳动	以站着或少量走动为主的工作，如售货店员、一般化学实验操作、教员讲课等
中等体力劳动	如学生的日常活动，机动车驾驶等
重体力劳动	非机械化的农业劳动、炼钢、舞蹈、体育运动等
极重体力劳动	如非机械化的装卸、伐木、采矿、砸石等

全日所需热量在早、中、晚三餐分配比例分别为 1/5，2/5，2/5。

例如：某女性 SLE 患者，30 岁，从事轻体力劳动，身高 1.61 米，体重 58 千克。

根据身高计算，标准体重 =161 － 105=56 千克。

按轻体力劳动每日每千克体重需要 20 千卡热量计算，全日所需热量 =20×56=1120 千卡。

②计算三大营养素量：按每克能源物质所提供的热量（表 3-2）及糖类、脂肪、蛋白质占每日所需热量的比例，计算三大营养素的需要量。

表 3-2　每克能源物质所提供热量表

能源物质（1 克）	热量（千卡）
糖类	4
脂肪	9
蛋白质	4

糖类、脂肪、蛋白质每日所需热量的比例分别为55%～65%，20%～30%，10%～15%。

仍以上例患者为例，已算出该患者全日所需热量为1120千卡。

按糖类占总热量的60%，每克糖类提供4千卡热量计算。全日糖类需要量＝（1120×60%）÷4≈168克。

按脂肪占总热量的25%计算，每克脂肪提供9千卡热量计算，全日脂肪需要量＝（1120×25%）÷9≈31克。

按蛋白质占总热量的15%，每克蛋白质提供4千卡热量计算，全日蛋白质需要量＝（1120×15%）÷4≈42克。

因此，该病人全日的三大营养素需要量为糖类168克，脂肪31克，蛋白质42克。

（3）根据食品交换份法计算全日所需食物的量

①食品交换份法：食品交换份法是将日常食物按照来源、营养成分构成的特点分为6～7类，如谷薯类、蔬菜类、水果类、肉蛋类、奶类、大豆类、硬果类、油脂类等。在每一类食物中按照常用食品的习惯用量，计算出每一份食物粗略的营养成分（蛋白质、脂肪、碳水化合物、热量），然后再将每类食物中的其他食品算出等值（营养成分等值）的使用量。学会食品交

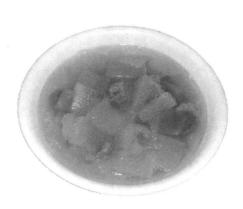

换份法，就可以使吃的食物多样化。SLE病人可以根据自己的饮食习惯、经济条件、季节等选择适宜的食物，在不超出全天热量和营养素供给量的前提下，将一日三餐安排得丰富多彩，有滋有味。

②计算全日所需的食物量：查食品交换份表（表3-3）。

表3-3　食品交换份表

类别	每份重量（克）	热量（千卡）	蛋白质（克）	脂肪（克）	糖类（克）	主要营养素
谷薯组						
谷薯类	25	90	2.0	—	20.0	糖类膳食纤维
菜果组						无机盐维生素膳食纤维
蔬菜类	500	90	5.0	—	17.0	
水果类	200	90	1.0	—	21.0	
鱼肉蛋组						
大豆类	25	90	5.0	4.0	4.0	蛋白质
奶类	150	90	5.0	5.0	6.0	
鱼肉蛋类	50	90	9.0	6.0	—	
油脂组						
坚果类	15	90	4.0	7.0	2.0	脂肪
油脂类	10	90	—	10.0	—	

　　1交换单位蔬菜类食物（500克）可提供糖类17克、蛋白质5克、热量90千卡。

　　1.5交换单位牛奶食物（225克）可提供糖类9克、蛋白质7.5克、脂肪7.5克、热量135千卡。

　　1交换单位谷薯类食物（25克）可提供糖类20克、蛋白质2克、热量90千卡。

　　1交换单位鱼肉蛋类食物（50克）可提供脂肪6克、蛋白质 9 克、热量 90 千卡。

1 交换单位油脂类食物（10 克）可提供脂肪 10 克、热量 90 千卡。

继续以上例患者为例，已算出全日营养素需要量为：糖类 168 克，脂肪 31 克，蛋白质 42 克。牛奶 225 克、蔬菜类食物 500 克为 SLE 患者每日固定的食谱内容。

③计算谷薯类食物需要量：

已由蔬菜类食物、牛奶提供的糖类量：17 ＋ 9 = 26 （克）

还需谷薯类食物提供的碳水化合物量：168 － 26=142 （克）

相当于几个交换单位：142÷20 ≈ 7 （交换单位）

所需谷薯类食物的量：25×7=175（克）

④计算鱼肉蛋类食物需要量：

已由蔬菜类食物、牛奶、谷薯类食物提供的蛋白质量：5 ＋ 7.5 ＋ 2×7=26.5（克）

还需鱼肉蛋类食物提供的蛋白质量：42 － 26.5=15.5（克）

相当于几个交换单位：15.5÷9 ≈ 1.7（交换单位）

所需鱼肉蛋类食物的量：

鱼肉蛋：50×1.7=85（克）

⑤计算油脂类食物需要量：

已由牛奶、鱼肉蛋类食物提供的脂肪量：7.5＋6× 1.7=17.7（克）

还需油脂类食物提供的脂肪量：31 － 17.7=13.3（克）

相当于几个交换单位：13.3÷10 ≈ 1（交换单位）

所需油脂类食物的量：10×1= 10（克）

⑥全日所需食物量：

蔬菜类　　1 交换单位　　500 克

牛奶	1.5 交换单位	225 克
谷薯类	7 交换单位	175 克
鱼肉蛋类	1.7 交换单位	85 克（肉）
油脂类	1 交换单位	10 克（2 茶匙）

11. 有哪些简单的药膳处方？

李大姐：有什么药膳处方吗？

英萍医生：药膳可以改善体质，调整阴阳，有利于疾病的恢复，这里给大家推荐几个方子。

（1）桑枝鸡

原料：桑枝 60 克，绿豆 30 克，鸡肉 250 克，盐、姜、蒜各少许。

制作：将鸡肉洗净，加入适量的水，放入绿豆及洗净切段的桑枝，清炖至肉烂，用盐、姜、葱等调味即成。

功用：清热通痹，益气补血，清利湿热。用于系统性红斑狼疮外邪不甚而正气已虚者。

（2）二母甲鱼

原料：甲鱼 500 克，贝母、知母、前胡、柴胡、杏仁各 5 克，盐少许，葱、姜等调料各少许。

制作：取出甲鱼内脏，将甲鱼洗净切块，加贝母、知母、前胡、柴胡、杏仁，放入调料，加水没肉，置锅中蒸 1 小时，即可食用。

功用：清热解毒，滋阴生津。用于治疗系统性红斑狼疮长期发热不退，而致阴虚内热者。

（3）乌发蜜膏

原料：制何首乌 200 克，茯苓 200 克，当归 50 克，枸杞子

50 克，牛膝 50 克，补骨脂 50 克，菟丝子 50 克，黑芝麻 50 克，女贞子 50 克。

制作：将以上药物加适量水浸泡，发透后加热煎煮，沸后再煎 30 分钟，煎煮 3 次，合并煎汁，先以武火煮沸，再改文火缓煎，成稠膏时加入 1 倍量蜂蜜，调匀后再加热至沸，即可停火，放凉后装瓶备用。每次服 1 汤勺，以沸水冲化顿服，每日 2 次。

功用：滋阴养血。用于治疗系统性红斑狼疮所致的贫血和脱发症状。

（4）阳春白雪饼

原料：陈仓米粉 750 克，糯米粉 750 克，砂糖 750 克，莲子粉 750 克，芡实 120 克，怀山药 120 克，茯苓 12 克。

制作：共为饼备用。

功用：健脾益肾，益气养血。适用于红斑狼疮合并胃肠道损害及血液系统损害、血细胞减少等。

（5）雪梨贝母膏

原料：雪梨 3 个，川贝母 30 克，百合 100 克，冰糖适量。

制作：熬膏备用。

功用：润肺止咳。用于狼疮性肺炎、肺纤维化等。

（6）茅根车前薏米粥

原料：新鲜白茅根 60 克，竹叶 30 克，新鲜车前草叶 15 克，生薏米 100 克。

制作：将白茅根、车前草叶、竹叶加水适量煮 30 分钟左右，去渣取汁，放入薏米煮熟。

功能：清热利湿。用于治疗红斑狼疮并发肾炎所致的水肿。

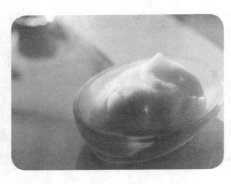

（7）芡实薏仁米饭

原料：芡实、鲜山药、莲子肉、薏苡仁各15克，茯苓30克，白术10克，桂枝3克，泽泻10克，粳米150克，红糖、大枣各适量。

制作：先将茯苓、白术、桂枝、泽泻加水煎煮，煮沸后去渣取汁备用。再将芡实、鲜山药、莲子肉、薏苡仁、大枣洗净蒸熟，兑入药汁，加粳米和水，再蒸40～50分钟即成。

功能：补脾益肾，温阳化水。用于治疗红斑狼疮并发肾脏病变日久，肢倦乏力，面色萎黄，肢体浮肿，脘腹痞闷，大便溏泻者。

（8）银花薏仁粥

原料：生薏仁60克，赤小豆20克，冬瓜（去皮）20克，鲜银花10克，冰糖少许。

制作：先将薏仁、赤小豆煮粥，待半熟时加入冬瓜，煮熟后加入银花和冰糖即成。

功能：清热除湿，健脾消肿，凉血除斑。适用于红斑狼疮皮肤病变者。

（9）冬瓜饮

原料：冬瓜（去皮、瓤）500克，西瓜（去皮、籽）500克。

制作：以水3碗，煮冬瓜（切条）至水1碗，去渣待冷，再将西瓜肉用纱布包裹绞汁，兑入冬瓜汁内冷饮。每日1剂，连服1周。

功能：除湿利尿，清热除斑。用于红斑狼疮皮肤病变者。

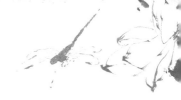

（10）梨萝蜜膏

原料：鸭梨（或雪花梨）1000克，白萝卜1000克，生姜250克，炼乳250克，蜂蜜250克。

制作：先将梨去核，白萝卜、生姜洗净切碎，分别用洁净的纱布绞挤取汁。取梨汁、白萝卜汁共置锅中，先用武火、后用文火煎煮，浓缩至膏状时，加入姜汁、炼乳、蜂蜜，急搅至匀，加热至沸后，停火待冷，装瓶备用。

功能：养阴清热，止咳化痰。适用于红斑狼疮并发肺部病变者。

（11）虫草花椒炖白鸽

原料：冬虫夏草10克，花椒6克，白鸽1只，生姜、老陈皮各适量。

制作：文火隔水炖3小时，调味食用。

功能：补肾填精，益气养血。适用于脾肾不足或气血两虚的患者。

（12）参杞淮枣兔肉汤

原料：党参20克，淮山药30克，枸杞子10克，红枣（去核）5个，兔肉250克，老陈皮适量。

制作：先将兔肉洗净，沥干水，下油锅爆香，与洗净的药材一起放入锅内，加水适量，武火煮沸后，文火煲2～3小时，调味食用。

功能：补气健脾，益胃养阴。适用于脾胃虚弱的患者。

（13）花椒沙参水鸭汤

原料：花椒6克，淮山药20克，沙参20克，水鸭250克。

制作：将全部原料放入锅内，加开水适量，文火隔水炖3

小时左右，调味食用。

功能：益气养阴，退热。对阴虚者有一定调理作用。

12. 狼疮家常主食类饮食有哪些？

主食类主要是米饭、面条、面包、包子、饺子等。主食是维持生命的重要热量来源，关键要控制好饭量，避免热量摄入过多造成肥胖。为防止高热量，可适当减少主食量，通过添加蔬菜或多喝汤来满足胃的饱胀感。下面举例说明一些具体制作方法。

（1）精肉阳春面

原料：阳春面 80 克，猪瘦肉 100 克，胡萝卜 10 克，生姜、葱各少许，色拉油、高汤各适量，盐、酱油、料酒、砂糖各少许。

制作：将阳春面煮熟捞起备用。将猪瘦肉切成片。将生姜、胡萝卜切成片。在锅内将油烧热，倒入生姜、猪瘦肉片炒至变色后加入高汤、水和调味料，煮开后下入阳春面，倒入胡萝卜片、葱，稍煮即成。

小常识：胡萝卜素有"物美价廉的小人参"之称，中医学认为胡萝卜有补中益气、健胃利肠、强心降压、利尿抗炎等作用。胡萝卜中的槲皮素、山奈酸等，能增加冠状动脉血流量，降低血脂，促进肾上腺素的合成，有降血压、强心力之功效。每天吃 3 根胡萝卜，有助于预防心血管疾病和肿瘤等。此外，胡萝卜中的某些营养物质，有明显的降血糖作用，常吃胡萝卜亦可起到调节血糖、预防糖尿病的作用。对于常年服用激素导致机体糖脂代谢紊乱的人群，可以适当多食胡萝卜。胡萝卜应当用油炒熟或与肉类一起炖煮后再食用，这样既可做到营养互补，又可使胡萝卜中大量脂溶性维生素和营养元素溶出，最大限度发挥其保健作用。

（2）红豆沙包

原料：面粉500克，鲜酵母半块，红豆沙馅600克，糖板油丁100克。

制作：将鲜酵母加温水调成糊状，倒入面粉中，再加水拌和揉透，静置2小时。将面团搓条，摘成坯子，再擀成中间厚、周边薄的圆形皮子，将红豆沙馅包在皮子内，同时加一小块糖板油丁，捏成包子。豆沙包上笼后搁置2～3分钟，用旺火沸水蒸15分钟左右即可。

小常识：红豆富含铁质，具有补血、促进血液循环、增加体力、增强抵抗力的功效，是贫血者的理想食物。虽然猪肝同样可以补血，但动物内脏含磷、嘌呤很多，会加重机体代谢负担，故贫血患者可以吃红豆来补血。古代女性在生育前，要喝红豆汤或红豆做的粉丝、粉皮，生育过后，一定用红小豆来补血。SLE疾病本身可引发贫血，适当进食红豆制品或许是一个便捷的食疗办法。

（3）猪肉酸菜包

原料：精面粉400克，鲜酵母半块，食用碱适量，猪肉300克，酸菜丝600克，猪油、香油各50克，酱油15克，精盐5克，花椒面2克，葱花15克，姜末8克，味精少许。

制作：将猪肉剁成末，用猪油煸炒断生，加入酱油、精盐、味精炒匀，出锅放凉，再加入葱花、姜末、花椒面、香油及酸菜丝拌匀成馅。将面粉放入盆内，加入鲜酵母和250克温水和成面团，放在温暖处发酵。视面发起，上案兑好碱，揉匀稍饧。

将面团搓成条，摘成20个坯子，用手揉圆压扁，做成周边薄、中间厚的包子皮。一手托皮，皮中心放入适量肉馅，一手提边，每个小包捏出20个褶收口。包完后放入笼屉内用旺火蒸15分钟即成。

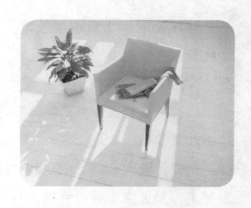

小常识：面粉具有养心脾肾，除热止渴，通淋止泻的功效。《本草纲目》把它的功能归纳为四种：养心、益肾、和血、健脾。科学家们发现，小麦含有少量的氮化物，可以起到类似镇静药的作用；小麦胚芽油中含有丰富的维生素E，其具有美容护肤的作用，可促进皮肤血管的血流畅通，防止皮脂氧化，抑制因过氧化脂质而起的皱纹和褐斑。面粉以干爽为好，手感滞结的面粉就意味着含水量比较高了，这样的面粉不宜购买。这是因为面粉的含水量是检验面粉品质的重要指标，小麦加工成面粉后，面粉失去了小麦表皮的保护，因此更容易吸收空气中的水气，感染各种微生物和遭受虫害的侵袭，造成面粉中有机物质的降解和分解，使得面粉品质大大降低。

13. 狼疮家常蔬菜类饮食有哪些？

蔬菜富含维生素及纤维素，有助于降脂、增加胃的饱胀感，是SLE及合并高脂血症、高血压、肥胖患者每日必吃的佳肴。下面列举一些具体制作方法。

（1）黄瓜炒小玉米

原料：黄瓜半根，小玉米3根，胡萝卜5克，色拉油、盐、味精各少许。

制作：黄瓜斜切，小玉米对半切开，胡萝卜切成丝。用炒锅将油烧热，将黄瓜、小玉米、胡萝卜倒入锅中，以武火翻炒，最后加入盐、味精调味即成。

小常识：黄瓜最开始叫作胡瓜，由张骞出使西域时带回中国的，后来羯族人后赵王石勒不满被称"胡人"，为避讳"胡"字，便将其改名黄瓜。黄瓜不但酥脆清香，而且营养丰富，是消暑、美容、减肥的佳蔬。现代研究显示，黄瓜中含有丰富的维生素，具有抗衰老的作用；黄瓜酶有很强的生物活性，能促进人体的新陈代谢，用黄瓜汁涂擦皮肤，有润肤、舒展皱纹之功效。黄瓜中所含的丙醇二酸，可抑制糖类物质转变为脂肪，有减肥的作用。此外，黄瓜中的膳食纤维对人体肠道内容物的排出和胆固醇的降低有极佳的作用。黄瓜中所含的葡萄糖苷、甘露醇、果糖、木糖醇基本不参与人体糖代谢，故糖尿病人群可以放心食用。

（2）芝麻炒茄子

原料：茄子 100 克，芝麻 2 匙，高汤、酱油、砂糖、料酒各适量。

制作：将茄子去柄洗净，纵切成两半，再切成小段。将炒锅加少许油烧至五成热，投入芝麻略炒，加入茄子炒匀，下高汤、酱油、砂糖、料酒，改用文火煮 10 分钟即成。

小常识：茄子是为数不多的紫色蔬菜之一。也是餐桌上十分常见的家常蔬菜。茄子不仅味美价廉，而且营养丰富，在它的紫皮中含有丰富的维生素 E 和烟酸，这是许多蔬菜和水果望尘莫及的。中医学认为，茄子具有清热活血、止痛消肿、祛风通络的功效，可辅助治疗肠风下血、热毒疮痈、皮肤疮伤等病症。其具有保护心血管的作用。茄子富含维生素 P，能增强人体毛细血管的弹性，降低毛细血管的脆性，防止微血管破裂出血，保持其正常功能；茄子纤维中所含的抑制角苷，具有降低胆固醇的功效，可预防心脑血管疾病的发生。烹饪茄子时不要用大火油炸，尽量降低烹调温度，减少吸油量，就可以有效地保持茄子的营养保健价值。另外，加入醋和西红柿有利于保持茄子中的维生素 C 和多酚类。

（3）清炒芦笋

原料：芦笋 100 克，葱粒 5 克，盐、味精各适量，淀粉、料酒、醋各少许。

制作：将芦笋洗净，切段备用。炒锅下油烧热，下葱粒煸炒，加入料酒、醋、盐和味精，再放入芦笋段翻炒，待芦笋段熟后加入水淀粉收汁，装盘即成。

小常识：芦笋又名石刁柏、龙须菜等，是世界十大名菜之一，在国际市场上享有"蔬菜之王"美称。芦笋富含多种氨基酸、蛋白质和多种微量元素，具有很高的营养价值。芦笋不仅是营养丰富的蔬菜，而且是医疗价值颇高的良药，具有特殊的防癌抗癌作用。芦笋含有大量以天冬酰胺为主的非蛋白质含氮物质和天冬氨酸，还含有较多的甾体皂苷物质，这些物质对预防癌症有很好的作用。营养学研究人员还发现，芦笋富含微量元素硒，而硒的不断补充亦可抑制肝癌的发生、恶化。芦笋幼茎中含有的维生素 C 是十分重要的心肌营养物质，可预防心肌病变，并能预防夜盲症、骨软化和佝偻症等。芦笋中的多种维生素，能增强细胞间质，刺激肠蠕动，促进肠道里积存的毒素尽量排泄。

芦笋中含有的芦丁、甘露聚糖、胆碱以及精氨酸等，对预防高血压、脑出血等疾病有很好的作用。长期食用芦笋可以有益脾胃，对人体许多疾病有很好的辅助治疗效果。芦笋虽好，但不宜生吃，也不宜存放一周以后再吃，烹饪前用清水浸泡半小时有利于去除苦味，提升口感。

14. 狼疮家常凉菜类饮食有哪些？

凉菜可作为早餐、晚餐的配菜，用沙拉、番茄酱、姜、醋调味，不仅味美，而且可减少盐的摄入。下面举例说明一些具体制作方法。

（1）土豆苹果沙拉

原料：土豆100克，苹果100克，盐、醋、沙拉各少许。

制作：将土豆去皮洗净，用沸水煮熟后取出，切成小方块状。将苹果去皮、去核，切成薄片状。将土豆块和苹果片混合，加入盐、醋、沙拉拌匀即可。

小常识：土豆是重要的粮食、蔬菜兼用的食物，被营养学家称为"十全十美"的最佳食物，因土豆营养丰富，而且易被人体消化吸收，故在欧美享有"第二面包"的称号。土豆能供给人体大量的黏蛋白，可保持消化道、呼吸道以及关节腔、浆膜腔的润滑，预防心血管系统的脂肪沉积，保持血管弹性，预防动脉粥样硬化。土豆是一种碱性蔬菜，还能中和体内代谢后产生的酸性物质，有利于体内酸碱平衡，因而有极佳的美容养颜、抗衰老作用。由于土豆含有大量淀粉，故糖尿病病人应避免过量摄入。

（2）凉拌黄绿色蔬菜

原料：菠菜 60 克，胡萝卜 60 克，豆芽菜 40 克，姜末、白芝麻各少许，酱油、醋、盐、芝麻油各适量。

制作：将菠菜放入加了盐的沸水中汆过，捞起挤干水分，切成 4 厘米长的段。胡萝卜切成 4 厘米长的细丝，与豆芽菜一起略炒后挤干水分。将菠菜段、胡萝卜丝、豆芽菜盛盘，撒上姜末、白芝麻，淋上酱油、醋、芝麻油混合而成的调味品即成。

小常识：在古代，菠菜被称为"红嘴绿鹦哥"，很形象地描述了菠菜的外形特征。菠菜营养丰富，美国《时代》杂志曾将其列为现代人十大健康食品之一。菠菜中所含的胡萝卜素，可在人体内转变成维生素 A，能维持人体上皮细胞的健康，可促进儿童生长发育，增强其防御传染病的能力。菠菜中大量的抗氧化剂，具有抗衰老、促进细胞繁殖的作用，可以减少皱纹及色素斑，保持皮肤光洁，增强青春活力。另外，菠菜含有较多的多酚类化合物，能防止人体由于细胞突变而引起的病变。菠菜中富含人体造血原料铁及维生素 C，能够提高铁的吸收率，并促进铁与叶酸的共同作用，对 SLE 合并有缺铁性贫血的人群有较好的辅助治疗作用。菠菜内含有许多草酸，因此食用菠菜时宜先用热水汆烫，再用流水冲洗，但切忌和豆腐一起炖煮。

（3）莲藕拌芝麻

原料：莲藕 80 克，胡萝卜 60 克，葱丝 10 克，高汤、色拉油、芝麻各适量，酱油、砂糖、醋各少许。

制作：将莲藕切块，放入加醋的沸水中煮 8 分钟。胡萝卜切成 4 厘米的长段。用煎锅将色拉油加热，倒入莲藕、胡萝卜翻炒，再加入高汤、砂糖、酱油，煮到汁收干为止。最后加入芝麻屑，盛盘，添上葱丝即成。

小常识：莲藕原产于印度，很早就传入中国，在南北朝时期，莲藕的种植就相当普遍了，它还曾被咸丰皇帝钦定为御膳贡品。藕富含铁、钙等微量元素，植物蛋白质、维生素以及淀粉含量

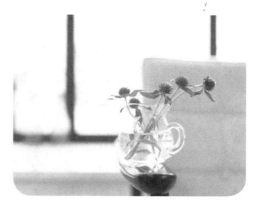

也很丰富，有很好的补血益气的作用。莲藕的叶片中含有生物碱、黄酮苷等物质，能降低血脂，消除肥胖。莲藕去皮后再与空气接触极易变成褐色，为防止变色可将其放入清水中，加入适量白醋浸泡 5 分钟后捞出。藕片在炒的过程中容易变黑，如果一边炒一边加些清水，炒出来的藕片就会洁白如玉。

15.狼疮家常蛋、豆类饮食有哪些?

蛋是优质蛋白质的主要来源之一，每日至少一个，以保证蛋白质的摄入。但由于蛋黄中胆固醇含量高，故合并高脂血症、高血压、肥胖者应适当限制蛋黄的摄入，可将蛋黄剔除。蛋的烹饪方法很多，通过煮、炖、煎、炒、蒸均可烹调出各式各样的美味"蛋"肴。而豆制品含有丰富的蛋白质、不饱和脂肪酸，SLE 合并高脂血症、高血压、肥胖者可以适量食用。下面举例说明一些具体制作方法。

（1）木耳红烧豆腐

原料：豆腐 100 克，木耳 10 克，色拉油 10 克，葱末、酱油、麻油、砂糖各少许。

制作：豆腐切成大块状，木耳泡软切细。用平底锅把油加热，

127

入豆腐煎成金黄色取出。加入葱末、木耳入油锅中炒，最后加入调味品和炸好的豆腐，文火煮片刻即成。

小常识：豆腐，其蛋白质在量和质上均可与动物蛋白相媲美，所以豆腐又有"植物肉"及"绿色乳牛"之誉。黄豆是一种极为优良的蛋白质食物，所含的蛋白质、脂肪、碳水化合物，比稻谷、小麦等的蛋白质含量高得多，而且其所含的胆固醇量极少，因此又有降低胆固醇、预防动脉粥样硬化的作用。黄豆中富含的钙和磷，对于长期应用激素导致的钙质流失很有帮助。此外，黄豆中铁含量较丰富，并且易被人体吸收，所以适合正在生长发育的儿童及缺铁性贫血患者食用。豆制品含有大量的嘌呤碱能加重肝、肾的代谢负担。因此，当肝、肾有疾病时，宜少食或不食豆制品。同时，因嘌呤碱代谢失常而患痛风和尿酸浓度增高的患者，应禁食黄豆制品。

（2）蛋皮炒菠菜

原料：菠菜300克，鸡蛋2个，花生油40克，精盐4克，味精1克，葱末、姜末各2克。

制作：菠菜洗净，切成6厘米长的段。鸡蛋加少许精盐打匀。炒锅置小火上烧热，抹上少许花生油，倒入一半蛋液，摊成一张蛋皮。用同样方法再将另一张蛋皮摊好。然后将两张蛋皮合在一起，切成约6厘米长、0.5厘米宽的丝备用。炒锅置旺火上，放入花生油烧热，下葱末、姜末炒香，放入菠菜，加精盐、味精，翻炒至熟，再放入蛋皮丝拌匀，盛盘即成。

小常识：鸡蛋是最好的营养来源之一。一个鸡蛋中含有大量的维生素和矿物质，最重要的是含有高生物价值的蛋白质。特别是对于那些满足不了营养需要的低收入者来说，鸡蛋既经济，又能提供高质量蛋白质。由于大部分 SLE 人群都在服用激素，很容易合并有血脂异常，因此，要注意蛋黄可加剧高脂血症的问题。

16. 狼疮家常鱼类饮食有哪些？

鱼类富含蛋白质，且含有不饱和脂肪酸、二十碳五烯酸（EPA）、二十二碳六烯酸（DHA），具有预防动脉硬化及降低胆固醇的作用，是 SLE 合并高脂血症、冠心病、高血压、肥胖患者蛋白质的重要来源。下面举例说明一些具体制作方法。

（1）糖醋鲤鱼块

原料：净鲤鱼肉 350 克，鸡蛋 1 个，香油、料酒、蒜末各 7.5 克，番茄酱 50 克，砂糖 85 克，醋 35 克，精盐 15 克，淀粉 40 克，葱段、姜末、面粉各 5 克，植物油 750 克（约耗 100 克）。

制作：鲤鱼肉切成长方形小块，放入盘内，加精盐、料酒拌匀，腌渍 5 分钟。鸡蛋打散，加入 30 克淀粉及适量面粉调成糊状，倒在盘内的鱼块上拌匀。将砂糖、醋、番茄酱、葱段、姜末、蒜末、淀粉及适量清水放入碗内，调成糖醋汁。炒锅上火，放入植物油，烧至六七成热，将鱼块逐一放入，炸至金黄色，转小火煎炸至熟，捞出沥干油。炒锅内留底油适量，烧热后倒入调好的糖醋汁煮沸，再倒入炸好的鱼块翻炒几下，淋上香油，盛盘即成。

小常识：鲤鱼，是日常生活中最常见的淡水鱼之一，因鳞上有十字纹理，故得此名，逢年过节，家家户户餐桌上都少不了鲤鱼，取"年年有余""鲤鱼跳龙门"之意。鲤鱼营养丰富，尤其是秋季的鲤鱼，更有肉爽皮滑、肥美鲜甜的特点，秋冬季节是人体进补的时候，此时用富含蛋白质和多种维生素的鲤鱼既能增进食欲，又有滋补强身的作用。

烹制鲤鱼时不宜再放味精，因为鲤鱼本身就具有很好的鲜味。鲤鱼鱼腹两侧各有一条同细线一样的白筋，处理时去掉它们可以除去腥味。

（2）葱烧鲫鱼

原料：鲫鱼400克，小葱125克，酱油30克，精盐2克，砂糖、姜末、蒜片各10克，料酒15克，味精少许，花生油300克（约耗50克）。

制作：鲫鱼去鳞、鳃、内脏，洗净。小葱洗净，每三、四根打成一个结子，塞进鱼腹内。炒锅上火，放入花生油，烧至九成热，下鲫鱼煎透，捞出沥干油。炒锅置火上，放入花生油烧热，下姜末、蒜片炒香，加酱油、料酒、砂糖、精盐和适量清水，再把鱼放入锅内，用文火烧30分钟，撒入味精即成。

小常识：鲫鱼为我国重要的食用鱼类之一，特点是营养价值高，各种营养素比较全面，吃起来既新鲜又不肥腻，鲫鱼自古就是产妇催乳的最佳补品。鲫鱼所含的蛋白质质优、全面，容易消化吸收，是肝肾疾病、心脑血管疾病患者补充蛋白质的最佳选择。经常食用，可补充营养，增强抗病能力。它有健脾利湿、和中开胃、活血通络、温中下气之功效，对脾胃虚弱、水肿、溃疡、气管炎、哮喘、糖尿病有很好的滋补食疗作用。先天不足者，后天失调以及手术后、病后体虚形弱者，应经常吃一些鲫鱼。

（3）炒鳝鱼丝

原料：活鳝鱼500克，笋片、洋葱各25克，酱油30克，精盐、味精、砂糖各2克，料酒15克，大蒜5克，水淀粉30克，花生油500克（约耗50克），高汤适量。

制作：将鳝鱼头用钉子钉在菜板上，用尖刀划开，剔骨、去内脏、去头尾，取肉200克，切成0.3厘米宽、3厘米长的鳝鱼丝，放入碗内备用。笋片、洋葱均切成丝。大蒜拍碎。将酱油、精盐、味精、料酒、砂糖、高汤、水淀粉放入碗内，调成芡汁。炒锅上火，放入花生油，烧至五六成热，下鳝鱼丝，用筷子拨散，随即放入洋葱、笋片，稍搅拌后，迅速用漏勺捞出沥干油。原炒锅留油10克，置旺火上，下蒜末爆香，倒入鳝鱼丝等，再将调好的芡汁倒入，急速翻炒后，出锅装盘即成。

小常识：鳝鱼又叫"黄鳝""长鱼"等，是我国的特产。鳝鱼肉质鲜美，且刺少肉厚，又细又嫩，与其他淡水鱼可谓别具一格，以小暑前后一个月的夏鳝最为滋补美味，民间有"小暑黄鳝赛人参"之说。从鳝鱼中提取的黄鳝素A和黄鳝素B，对降低血糖和恢复血糖的调节功能有显著作用，故糖尿病患者可适当食用。鳝鱼与猪油一起烹调，从食用的口味上来说，可能更为可口。然而从营养价值上来说，就不一定相宜了。鳝鱼所含胆固醇已经很高，再加以猪油同煨而食，所摄入的脂肪就会更多。冠心病、高血压、高脂血症应慎食！此外，吃鳝鱼时最好能现杀现烹，死久了的鳝鱼不宜食用。

17. 狼疮家常肉类饮食有哪些？

肉类是蛋白质的主要来源，SLE合并肥胖者要限制油脂的

摄入量，可选用去掉鸡皮的鸡肉和少脂肪的精瘦肉。下面举例说明一些具体制作方法。

（1）甜椒牛肉丝

原料：牛肉、甜椒各200克，蒜苗段15克，植物油100克，酱油15克，甜面酱5克，精盐4克，味精1克，嫩姜25克，淀粉20克，鲜汤适量。

制作：牛肉去筋洗净，切成0.3厘米粗的丝，加入精盐、淀粉拌匀。将甜椒、嫩姜分别切细丝。取碗一只，放入酱油、精盐、味精、鲜汤、淀粉，调成芡汁。炒锅上火，放入植物油，烧至六成热，放入甜椒丝炒至断生，盛入盘内。炒锅置火上，放入植物油少许，烧至七成热，下牛肉丝炒散，加甜面酱炒至断生，再放入甜椒丝、姜丝炒出香味，倒入芡汁，最后加入蒜苗段，翻炒均匀即成。

小常识：牛肉是中国第二大肉类食品，仅次于猪肉，蛋白质含量高，而脂肪含量低。牛肉中蛋白质因牛的品种、产地、饲养方式而略有差别，但都占20%以上，高于猪肉和羊肉，牛肉味道鲜美，享有"肉中骄子"的美称。牛肉具有良好的强壮补虚赢的功能，此与其所含的丰富营养成分密不可分。牛肉的蛋白质不仅含量高，质量也高，它由人体所必需的8种氨基酸组成，且组成比例均衡。因此，人体摄食后几乎能100%地被吸收利用。牛肉的脂肪含量还比猪肉、羊肉低，在10%左右。除此之外，它还含有丰富的钾、锌、镁、铁等矿物质和B族维生素。牛肉中铁的含量十分可观，多食牛肉，可收到良好的效果。

（2）肉片滑熘卷心菜

原料：卷心菜400克，猪瘦肉150克，花生油30克，酱油6克，精盐4克，味精2克，料酒5克，水淀粉20克，葱、姜末各3克。

制作：卷心菜洗净，切成15厘米宽的长条，再斜刀切成菱形，瘦肉切成小薄片，加水淀粉拌匀上浆。炒锅上火，放入花生油15克烧热，先下肉片稍炒，再加葱、姜末炒，待肉片变色，加入料酒、酱油炒装盘。锅中再放入花生油15克，烧热，下卷心菜用旺火翻炒，放盐，快熟时倒入熟肉片，翻炒均匀，用水淀粉勾芡，放味精，炒匀即成。

小常识：猪肉中含有丰富的营养成分，具有长肌肉、润皮肤的作用，并能使毛发有光泽。研究发现，有的人皮肤细腻是因为皮肤中含有大量的"透明质酸酶"，这种酶可保留水分，吸存微量元素及各种营养物质，使皮肤细嫩润滑。而肥肉中所特有的一种胆固醇则与此种酶的形成有关，所以适当地吃些肥肉对皮肤是有好处的。肉可以为人体提供血红蛋白和促进铁吸收的半胱氨酸，能有效改善缺铁性贫血症状。

（3）素炒鸡丁

原料：净鸡肉250克，鸡蛋1个，青椒50克，植物油、干淀粉、水淀粉、精盐、料酒、味精、鸡汤各适量。

制作：鸡肉用刀背捶松后切成香豆大的丁放入盘内，加入适量料酒、味精、精盐、蛋清、干淀粉抓拌上浆待用。青椒切成蚕豆大的丁。炒锅放油，烧至五六成热，倒入鸡丁，搅散，待鸡丁呈白色，捞出沥干油待用。炒锅下油加热，放入青椒略煸炒，倒入鸡丁，加入适量精盐、味精、鸡汤，用水淀粉勾芡，翻炒几下即可。

小常识：鸡肉肉质细嫩，味道鲜美，有滋补养身的作用，鸡肉营养价值很高，民间有"救世良药"的美称。"逢九一只鸡，来年好身体"的谚语是说冬季天寒地冻，人体对能量的需求较高，经常吃鸡肉进行滋补，不仅能更有效抵御寒冷，而且可以为来年的健康打下坚实基础。冬季是感冒流行的季节，对健康人而言，多喝些鸡汤可提高自身免疫力，将流感病毒拒之门外。对于那些已被流感病毒感染的患者而言，多喝点鸡汤有助于缓解感冒引起的鼻塞、咳嗽等症状。最新研究表明，鸡汤能帮助人抵御流感，因为鸡汤中所含的营养成分可以将病毒排出体外。吃鸡肉进补并非人人皆宜。鸡肉含有丰富的蛋白质，为了避免加重肾脏负担，尿毒症患者禁食；鸡肉性温，为了避免助热，高热患者及胃热嘈杂患者禁食；服用铁剂时暂不要食用鸡肉。多食鸡肉易生痰，故体胖、患皮肤疾病者宜少食或忌食，患严重外感疾病时也不宜食用。老年人不宜常喝鸡汤。目前鸡肉中脂肪的含量远高于蛋白质含量，常喝鸡汤有可能会增加人体中胆固醇含量，对老年人不利。鸡的臀尖是细菌、病毒及致癌物质的"仓库"，千万不要食用。

（4）冬瓜薏米煲鸭

原料：鸭750克，连皮冬瓜1500克，薏米75克，姜茸10克，料酒10毫升，精盐、味精、陈皮各适量，植物油25克，清水3000毫升。

制作：姜茸浸泡入料酒中成姜汁酒。中火烧热炒锅、下油放入鸭略煎，烹姜汁酒后把鸭盛起。取大瓦煲一个，放入冬瓜、薏米、陈皮，加清水用旺火烧沸，放入鸭改用慢火，煲至汤浓缩约1500毫升便成。吃时用盐和味精调味。

小常识：鸭肉富含蛋白质。脂肪含量适中，而且脂肪酸主要是不饱和脂肪酸和低碳饱和脂肪酸，非常易于人体消化吸收。

同时鸭肉还含有大量的无机物和较高的钾、铁、铜、锌等微量元素。常食鸭肉可滋阴养胃，利水消肿，补血行水，养胃生津，可用于缓解和改善身体虚弱、病后体虚等症。鸭肉中 B 族维生素和维生素 E 含量也比较多，是补充维生素的理想食品之一，B 族维生素对人体新陈代谢、神经、心脏、消化和

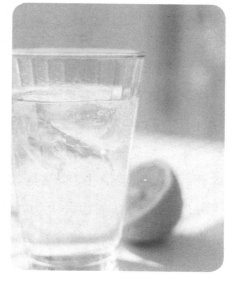

视觉的维护都有良好的作用；维生素 E 有助于清除人体多余的自由基，可以抗衰老。鸭肉是有护肤、美肤作用的食品，可以通过其滋阴以达到美容的效果。中医学认为"热者寒之"，鸭肉特别适合体内有热、上火的人食用。夏天通常是一个吃不下、吃不好的季节，尤其是面对大鱼大肉，许多人连动筷子的兴趣都没有，易出现低热、虚弱、食少、大便干燥和水肿等病症。而鸭肉鲜嫩肥美，营养丰富，既能补充人体夏天急需的营养，又有防疾疗病的功效。

18. 狼疮家常汤类饮食有哪些？

下面举例说明一些具体制作方法。

（1）排骨冬瓜汤

原料：排骨 250 克，冬瓜 500 克，精盐、味精、胡椒粉、葱花各适量。

制作：猪排骨洗净，剁成 3 厘米宽、6 厘米长的小块，随温

水下锅煮去血水，捞出备用。冬瓜去皮、瓤，洗净，切成与排骨大小相同的块。锅置火上，放入排骨，加水烧开后，转小火炖烂。在排骨炖至八成烂时，下冬瓜炖熟，加入味精、精盐、胡椒粉，撒入葱花，盛入汤碗内即成。

小常识：冬瓜又名东瓜、白瓜，其原产于中国，特点是体积大，水分多，热量低。冬瓜富含蛋白质、脂肪、膳食纤维、糖类、胡萝卜素、维生素 B_1 和维生素 B_2、烟酸、维生素C、钙、磷、铁等营养素。冬瓜由外及内，甚至藤、叶和瓤都具有较好的药用价值，所以有"生来笼统君莫笑，冬瓜一身都是宝"的说法。冬瓜不含脂肪，且钾含量高，钠盐含量较低，有利尿排湿的功效。因此，常吃冬瓜有明显的轻身作用，对肾炎水肿者尤宜，还适于高血压、肾脏病等患者食用。冬瓜最著名的药用功能，就是它的减肥作用，其可通过降脾胃火而抑制过食，从而达到减轻体重的目的，故被称为"减肥菜"。冬瓜自古为美容佳品，冬瓜中含多种维生素和人体必需微量元素，可以调节人体的代谢平衡，延缓衰老。此外，久食冬瓜可保持皮肤洁白如玉。

（2）丝瓜蛋汤

原料：丝瓜200克，鸡蛋1个，高汤400毫升，花生油10克，香油、精盐、料酒各3克，味精1克。

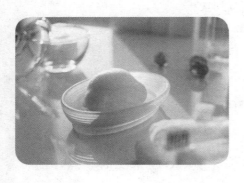

制作：丝瓜刮去外皮，切成6厘米长的段，再改切成小条块。鸡蛋磕入碗内，用筷子打匀。炒锅置火上，放入花生油，烧至六成热，倒入丝瓜煸至绿色，加高汤、精盐、味精

烧沸，淋入蛋液，加入料酒，
烧开后撇去浮沫，淋入香油，
盛入碗内即成。

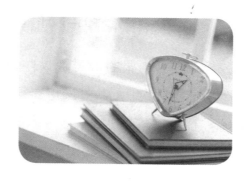

小常识：丝瓜性凉，味甘，
有通经络、行经脉的功效。从
营养学角度看，丝瓜中所含的
杨梅素、槲皮素及芹菜素都具有通血络的功能，是保持血管畅通，
预防动脉粥样硬化的好蔬菜。由于丝瓜中维生素 B_{12} 的含量较高，
有利于儿童大脑发育及中老年人保持大脑健康；丝瓜藤的汁液
具有保持皮肤弹性的特殊功能，能美容去皱。丝瓜本身具有清
热利肠的功效，而且含有大量的水分及黏汁液。因此，对于有
习惯性便秘的人来说，丝瓜是一种能解除便秘烦恼的优良蔬菜。

（3）鲤鱼苦瓜汤

原料：净鲤鱼肉 400 克，苦瓜 250 克，醋、砂糖、盐、味
精各适量。

制作：将净鲤鱼肉用餐巾纸吸干水分，切成片；苦瓜洗净，
对切成两半，去瓤、籽，用开水焯一下，捞出切片待用。汤锅
放清水用旺火烧开，放入鱼片及苦瓜片，加醋、砂糖、盐调味后，
用文火煮 5 分钟，加味精后即可起锅。

小常识：苦瓜所含的生物碱类物质奎宁，有利尿活血、消
炎退热、清心明目的功效。苦瓜的新鲜汁液中含有一种类胰岛
素的物质，具有良好的降血糖作用，是糖尿病患者的理想食品。
苦瓜中含有益肤的营养成分。取苦瓜挤汁，调入冰糖炖食，能
美容驻颜。以苦瓜汁擦身，可护肤洁肤。

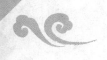
19. 狼疮家常甜点、瓜果类饮食有哪些？

甜点热量很高，要加以限制，尤其是合并糖尿病患者，要严格限制甜点。瓜果可选用含糖低的西瓜、草莓、西红柿、柠檬、胡萝卜等。下面列举一些具体制作方法。

（1）胡萝卜苹果汁

原料：胡萝卜100克，苹果60克，柠檬汁、砂糖各适量。

制作：将胡萝卜切成薄片，苹果去芯、去籽，浇上柠檬汁，把以上原料连同砂糖及少量的水放入榨汁机，榨汁装杯即成。

小常识：中医学认为苹果具有润肺、健胃、生津、止渴、止泻、消食、顺气、醒酒等功效。其具体作用有：①排毒。苹果中的半乳糖醛酸有助于排毒，果胶则能避免食物在肠道内腐化，常吃可养护肠胃。②抗氧化。苹果汁含的抗氧化剂可以让"坏"胆固醇阻塞血管的时间比正常情况下短，"坏"胆固醇阻塞血管的时间越长，患心脏病的概率越大，所以常喝苹果汁会降低心脏病的患病率。③缓解抑郁和压抑。苹果的香气具有明显的消除心理压抑感的作用。实验证明，让精神压抑患者嗅苹果香气后，其情绪会大有好转，精神轻松愉快，压抑感减弱。失眠患者在入睡前嗅苹果香味，能较快安静入睡。④通便止泻。苹果中所含的纤维素能使大肠内的粪便变软；有机酸能刺激胃肠蠕动，促使大便通畅；果胶能抑制肠道不正常的蠕动，使消化活动减慢，从而抑制轻度腹泻。⑤增强

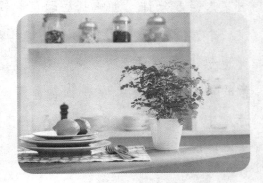

记忆力。苹果富含锌元素，多吃苹果有增强记忆、提高智力的效果，因此苹果有"智慧果""记忆果"的美称。⑥预防胆结石。饮食不规律会造成胆囊缺乏进食的刺激而较少排出胆汁，胆汁不断浓缩，很容易形成胆结石，而苹果里的果胶会与胆囊中的胆固醇结合排出，从而达到稀释胆汁，预防胆结石的效果。

（2）椰汁西谷米

原料：西谷米 60 克，椰汁、砂糖、鲜奶各适量。

制作：水烧开后入西谷米煮熟，捞起放入碗中，放凉备用。将椰汁、鲜奶、砂糖以及适量的开水充分搅拌，再加入煮好的西谷米拌匀即成。

小常识：椰汁可解暑，去湿热、消水肿，属寒凉天然饮料；椰肉可补益脾胃、益气及耐受饥饿，属高热量的燥热果品，具有补虚强壮之功效。中医古籍《开宝本草》谓椰肉可"益气祛风"。中医理论认为椰肉有补虚强壮、益气祛风、消淤杀虫等功效，久食能使面色润泽、增进力气以及耐受饥饿。

预 防 攻 略

如何防止复发？复发前有什么信号？

随着医疗条件的发展，SLE 不再是人们所谓的"绝症"了。在医生的视线内，红斑狼疮患者基本都不会有生命危险，甚至可以长期稳定的生活下去。摆在狼疮患者面前的难题就是如何防止病情复发，大家必须明确一点，保持稳定是一个长期的过程，稍一不慎就可能导致疾病复发。医生只能起到指导的作用，但任何人都无法替代你对于自身危险信号的警惕。这里总结一下，预防复发主要注意以下几点。

（1）防紫外线（太阳）：光过敏本身就是红斑狼疮的症状之一。由太阳照射引发 SLE 大约占发病人数的 25%～30%。因此患 SLE 的病人要买一顶漂亮的帽子，一把防紫外线的伞，适当用防晒霜，有一定作用。但是不要认为擦了防晒霜就可直接晒太阳。毕竟防晒霜对预防 SLE 的复发作用有限。

（2）会引起过敏的食物不吃：过敏是 I 型变态反应，与"自身免疫性疾病"密切相关，因此常会诱发 SLE。哪些食物会引起过敏呢？首先是海鲜，主要是虾、螃蟹、海鱼（淡水鱼如草鱼、鲤鱼等是很少会引起发病的，可食用）。蔬菜中少吃或不吃芹菜、香菜，它们会增加光过敏。水果中的芒果、菠萝、猕猴桃、无花果最好不吃。此外，化学品，如黏合剂、染发化学烫发剂，还包括新装修的住宅、新家具涂料等，也应避免接触。

（3）注意预防感冒：病毒感染是系统性红斑狼疮的一个重要因素。骤停或过快的减少糖皮质激素用量，都会导致体内免疫失衡，进而加重或引起复发。当然，服用某些药物也会导致疾病的复发。

以上所讲的防治系统性红斑狼疮复发的几点，只要大家认真注意，红斑狼疮的病情就会比较稳定。